U0201168

把全部的你找回来，是这一生最宝贵的一堂功课
让我们从一个快节奏、忙碌而疯狂的世界里，自己走出来

全部的你
The Totality
of You

增订版　　杨定一　著

跳出局限，拥抱生命无限的可能

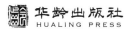
华龄出版社
HUALING PRESS

图书在版编目（CIP）数据

全部的你 /（美）杨定一著；陈梦怡编 . —北京：
华龄出版社，2019.3（2023.10 重印）

ISBN 978-7-5169-1387-1

I. ①全… Ⅱ. ①杨… ②陈… Ⅲ: ①保健－基本知识 Ⅳ. ① R161

中国版本图书馆CIP数据核字（2019）第033857号

中文繁体字版©【2016】《全部的你》由杨定一所著

本书经长庚生物科技股份有限公司授权，同意由华龄出版社出版中文简体字版。非经书面同意，不得以任何形式任意复制、转载。

北京市版权局著作权合同登记号　图字：01-2021-2033 号

责任编辑　董　巍　　　　　　　　　　责任印刷　李未圻

书　名	全部的你		作　者	杨定一	
出　版	华龄出版社 HUALING PRESS				
发　行					
社　址	北京市东城区安定门外大街甲 57 号		邮　编	100011	
发　行	（010）58122255		传　真	（010）84049572	
承　印	北京天工印刷有限公司				
版　次	2019 年 6 月第 1 版		印　次	2023 年 10 月第 8 次印刷	
规　格	710mm×1000mm		开　本	1/16	
印　张	24		字　数	266 千字	
书　号	ISBN 978-7-5169-1387-1				
定　价	89.00 元				

版权所有　侵权必究

本书如有破损、缺页、装订错误，请与本社联系调换

目 录
CONTENTS

增订版序

杨定一

《全部的你》和《神圣的你》是转达全部生命这一概念的两部完整的作品，通过现代最平常不过的语言，彼此相连而由不同的角度切入，处处不离古人的智慧。这两本书可说是从无思无想中流露出来的，只是恰好通过"我"来转达。也因此，我格外慎重，希望把握每个机会，把这套理念带出来。

我衷心地盼望通过这两本书，忠实而清晰地转达全部生命的理念。尽管这一理念再简单不过，但是化为文字，本身就是一大挑战。我只能尽力逼近真实的生命，希望和真实的智慧没有任何违背。

当然，《全部的你》一书出版半年便推出新版，相信你会想问"为什么？"其实，这背后的理由相当单纯——自从《全部的你》推出后，不少朋友提到希望能够拥有一个便于携带的版本，而能随身带着阅读。这一需求相当中肯而重要。恰好也正值《神圣的你》即将推出，我于是商请出版团队，大幅调整《全部的你》的封面和内页排版，既方便读者，也通过全新的设计，保持这两本书的一致性。

同时，我也希望借着这个机会说明"全部生命系列"这两本书写作的用意：

首先，我在《全部的你》一书中，希望从理论的层面，打开"全部生命"的蓝图，包括架构出一套尽可能全面的词汇。这一点，主要反映了过去的一些观察——许多古人的智慧，在文化长年的制约下已成了口头禅，好像跟我们的生活脱节，失去了意识与生命转化的力道。所以，你会发现《全部的你》特别以口语来表达，并通过文字的韵律缓缓切入。这一自然形成的风格，带来了一种沿着意识表层逐渐深入的作用。

这一点，如果你读进去了，相信也已经早有体会。

然而，即使通过这一全新的用词和韵律，掌握了《全部的你》所表达的重点，也只能说是修行的开始。接下来，怎么去运用，把握住每一个瞬间、把握住心，才是关键。所以，我又通过《神圣的你》以十七万字的篇幅，详细分享全部生命的重点与生活怎么整合，希望通过一个执行的层面，把这些信息落实到生活中。

可以说，《全部的你》和《神圣的你》这两本书是"全部生命"的一体两面。这两本书的排版和封面设计，都想传达前后承接的用意，也是我写作的初衷。

此外，《全部的你》出版半年多来，我一直通过《康健》与《联合报》的专栏回复各方朋友的疑惑，从全部生命的架构，到谈失落、快乐、突破、接纳、臣服等重要的人生功课，只可惜专栏的篇幅有限，难以透彻地表达。借着这篇新版序，我希望能够比较全面的响应。

有些人认为《全部的你》所表达的道理实在太过简单，简单到难以置信，不可能这么容易就能把你我每一个人的全部生命找回来；也有朋友反映"看不懂"，他们很纳闷，明明用字再简单不过，却不能马上掌握其中深刻的意涵。

首先，看不懂甚至质疑这本书是难免的。毕竟，我们日常生活所仰赖的意识，也就是我们面对生活的一般意识，必定是局限而分别的。哪怕道理相当单纯，通过一个有限的意识来看整体，本来就有困难，严格讲是不可能的。人类局限的意识，面对无法理解的整体，自然会把它复杂化。于是，最简单的解脱，就这么化成了再复杂不过的功夫和学问。

正是考虑到头脑本身带来的限制，我才在这本书里用各种角度切入。

如果你也一样，为了看不懂而遗憾，或觉得不可能这么简单，感到难以置信。我想诚恳地对你说：不要急，多读几次。时候到了，它的信息自然会落在生活中。也许在某一个人生情境或考验、甚至痛苦的失落来临时，你会想起这本书对你说的话。或许是一个句子，可能是某一个小故事，甚至是某一张图。你自然会明白，也就能够进入这本书的脉络。

还有朋友认为，《全部的你》所谈的臣服，是不是等于对人生投降？是不是什么都不作为？这岂不是教人消极不要面对生命？

其实刚好相反，臣服不是投降，甚至不是放弃。它只是针对瞬间所呈现出来的任何现象，首先可以接受和容纳，我们才可以通过"这里！现在！"找出一个门户，而可以影响生命。

倘若不如此，每一个瞬间也已经发生，对这个瞬间抵抗，也只是延长自己的痛苦，对生命的全部没有任何意义。臣服，全部接受，是走出人间的第一步。接下来，生命自然会带我们走出来，走出任何的困难。

接受每一个瞬间，才可以把生命全部的力量，包括我们目前意识不到的力量带出来。这个力量，比任何人想象的更大。我们一般所称的心流状态（flow）在运动竞赛带来的突破，以及在创作、发明、教学、各级产业作业流程的创新，也只是反映了这个力量的一小部分。

人间任何伟大的作品，包括建筑、绘画、音乐、诗、舞蹈、文学、科学、哲学、金融、政治、社会种种理论都要在臣服的意识状态下才可以产生。这也是古人所称的"当下"的境界，与生命如此息息相关，也最能让我们一生发挥大用。

其实，《全部的你》和接下来《神圣的你》所谈的意识转变，可说是人生最大的典范变迁（paradigm shift），是从人生最基础的层面进行最彻底的变革。这一点，正是靠一个人投入全部的生命而完成。

投入全部的生命，其实是人间最重要的一堂功课，让我们可以把全部潜能发挥出来。它完全不只是理论，而是非常务实的生命课题。我很诚恳地希望每一个人这一生都有机会去接触、去体验。

有些朋友也发现这本书和他自己从古代的佛经、圣经、道家经典、甚至这几十年来许多中外重要的生命作品所得到的启发是一致的。这一响应，也对我传达了一个信息，让我知道这本书没有偏离古今圣人对全部生命的共同体悟。毕竟，对全部生命的探讨，无论古今中外都是一样的。凡是真实的，一定会达到同一个结论，得到共通的解答，而不只是专属于某个人的见解或领悟。

令人欣慰的是，也有朋友如获至宝，甚至告诉我——他穷尽一生寻找的答案，这本书都带给他了。对于这些愿意拿这本书与自己的生命相对照，而感觉受益的朋友，我只能感谢宇宙，让我有机会把古人的信息表达出来。

毕竟，写这两本书，是一个很大胆的决定。我本来是一名科学家、医师，一直在技术和学术的领域耕耘。按理说，也不该由我来扮演这个角色，一脚跨入哲学和生命的范畴，甚至还写出两本书来。

之所以选择在这个时间出来，最主要是考虑到地球频率巨大的变化，再加上现代社会步调极端地加速，每个人都跟不上，面对生活总有浓浓的不安全感。身心极端地不快乐，已经是人类整体最急迫的危机。综观全球的局势，也没有任何年代的对立像现在这么严重，这是相当令人遗憾的。我也观察到，现在的社会虽然强调个人的自由与价值，然而人反而更为不安，面对分手、疾病、社会适应的痛苦也更为强烈，对人生相当悲观，更会怪罪自己，觉得自己没有价值，甚至还有自杀的念头。正因如此，我很希望带来一个全新的生命观，指出另一条路，开启我们对人生的视野，而能从痛苦中走出来。

现在这个时间，人类头脑分别的能力已经发展到了极致，确实造成强烈的失衡。不过，极端发达的认知和情绪，也等于是带人类整体走到一个前所未有的制高点。而古人谈修行、谈生命或意识的转化，受限于语言与词汇的不足，只能轻描淡写地表达领悟、体会或感受。没办法标准化，也就难以推广。然而，理性是可以标准化的。再加上到了这个时代，人类的理智发展得相当成熟，通过当代再清晰不过的语言和逻辑思维，可以相当犀利，让头脑没有退路，除了超越头脑（beyond mind）——人类要进入的下一个阶段，没有别的选择。我因此深信，人类完全有机会可以大规模地整体醒觉过来。地球和人类也才能永续生存。

为此，《全部的你》尚未成书之前，我已经通过风潮音乐《你，在吗？》的音声记录，口述"全部生命"的主要理念。意识转变，离不开能量场。书籍是和左脑的理解与逻辑对话；音声则是最接近身体的振动，又与右脑产生共鸣，跳过逻辑，直接与心对话，带来最大的转化力量。希望通过两者的结合，一起跳出头脑的制约，体会全部生命最单纯的奥妙。

简单来说，人类整体走到头脑分别的极端所带来的危机，也是整体最大的机会，带来最大规模的解脱。同时，宇宙也想要醒过来，通过我们观察到自己，而这个醒觉的力量是我们个人怎么也挡不了的，可以说是全宇宙都要帮我们醒过来。我才会选择这个时候，希望能通过现代的语言，把古人的智慧和一点个人的领悟带出来。但愿通过这一分享，让更多人有机会一起全面醒觉。我相信，地球接下来会完全不同，全面的重生，迎接全新的开始。人类可能迈向一个星际的新世纪。

最后，通过这次《全部的你》新版重制的机会，我要特别感谢台湾康健出版的责任编辑陈秋华以及总编辑张晓卉一路走来的支持与配合。从出版的角度来谈，新版其实是全新的制作，所花费的心力与幕后协调的辛苦，用不可思议来形容，都不为过。她们和康健的所有同仁如此投入，在几近不可能的情况下，完成出版的任务，正是诚恳地希望让更多读者能接触到全部生命的理念，从身心的健康，跨向灵性健康的领域，活出真正的生命。此外，我还要感谢这本书的编者陈梦怡，没有她全心全意的投入，把我口语化的表达细致而存真地转成文字，《全部的你》在语言上不可能保持这一新鲜的力道，也不可能有接下来的《神圣的你》。

在本书的最后，我想加入一篇文章和访谈的问答。这是为康健的李瑟社长策划的 2025 愿景特刊所写的文章。当时《全部的你》已经在心中很长一段时间了，我还没有真正动笔，只是通过这篇文章表达了我对人类未来的看法，并提出一个解答。此外，我也从这半年来的访谈问答得到许多启发，同样也汇总在本书最后与大家分享，希望通过这些补充带来不同的切入角度。

也祈愿这一系列的作品，能带领着你我，打开全部生命不可思议的宁静与欢喜。

序

杨定一

全部的你，也可以称全部的我、全部的生命、全部的一切，是我认为现在我们大家最需要的一堂功课。

简单说，我在《全部的你》是希望强调——生命是远远超过任何生活带来的状况、危机，或是一切。

我们人，每一个人，本来都是完整的、圆满的、永恒的。但是，很不幸的，活在这个世界上，让我们把那么简单的真理都忘记了，忽略掉了。

把自己找回来，也可以称——醒觉，也就是人生最大的目的。

相对地，其实其他的一切，都不重要。

全部的你、全部的我、全部的一切，是古人留下来的最完整的哲学系统。它是包括智慧，又包括慈悲的大法门。

这个传承自古以来，到现在没有断过，甚至不可能有断层。因为全部生命本来就是醒觉的，而我们就是全部生命的一部分。我希望通过这本书，可以把读者一起带回到自己的家、自己的本性，也就是——自己的心。

如果你懂了这些，也就不用再读下去，而是，就好好过吧。做一个圆满的人、快乐的人、活在现在的人、活在当下的人。

假如你跟我、跟大家都一样，虽然懂这些话，但是会忘掉的话，我希望，还是让我继续分享下去。

———

活出全部的你，也就是活出全部的生命潜能。

进一步说，人生最大的目的，也就是从人间无意识的昏迷中醒觉过来。醒觉，一般人称解脱，是可能的。不光是可能，它是人生最根本、最容易的状态。但是，我们一般人绝对不会相信，更不认为可以做到，就算可以醒觉，也不认为这一生就可以做到。

醒觉，不是通过逃避，不是通过追求，更不是通过任何动作或转变所达成的。醒觉只能通过存在，它是我们本身一个最原初的状态。可惜的是，我们每一个人都忘记了。

也就是说，我这里所谈的，是每一个人早就有的。虽然这本书提出的观念，跟人间都是颠倒的，很多观念和看法，跟你一生所听到的、见到的、学到的都相反，甚至违反了全人类所带来的知识。但是，我相信，只要你用"心"读这本书，你会发现——这本书所讲的一切，你很早就知道。你的心，知道。而且，一点都不会惊讶。

这本书是通过口述留下来的，我之所以选择口述，不光是考虑中文写作的限制（我在西方长大），而是因为这本书是从内心的宁静、全部的宁静转达出来的，可以说是真的从"没有"化出"有"。从这种宁静所带出来的语言，我才可以跟全部的生命完全接轨，跳出时空一切的限制。这么说，读这本书也不用根据任何顺序，从每一个角落，我希望都可以带回到——全部的你。

编者的话

神圣的会晤

陈梦怡

所有颠覆了"一本书"的安排，为的都是带来一个接触"这里！现在！"的路标。——包括在写作的当下此刻——

这本书，完全不是用传统的方法写出来的，也不是杨定一博士和我过去的合作模式——他写，我译。这一次，作者、译者就是杨博士自己。

这本书，从书名 *The Totality of You* 定为《全部的你》开始，杨博士在短短时间内画了好多草图，接着录制《你·在吗？》，以及接下来的专访和演讲，核心的思想已经呼之欲出。然而，没有人知道那会是什么。

而我有幸，不只参与了《全部的你》十四万字从"无"中生出"有"的过程，还亲身体验了"从宁静中流露的文字"的影响力。

连续三个星期的口述、笔录、编辑，再三个星期的汇总、整理、修订、补充，我仿佛看到杨博士在口述的过程中，怎么将内心深处的涌现，转译成华文读者所能理解的最浅白的语言。将这十四万字带到人间，呈现给你，呈现给我。

过了第一周，我已经不觉得这是一份普通的笔录工作，而是闭关、是静坐、是修行。每天，我抱着计算机进入杨博士在长庚生技办公室旁的小会议室。他处理完手边的公事，坐下来。我打开电脑，他开始口述。最奇怪的是，明明才开始没多久，竟然，几小时就过去了。而我，根本无法解释这几小时怎么会过得那么快，那么没有痕迹。

我没办法解释我的时间感，只好和同事开玩笑——我大概是被外星人绑架了。那期间的记忆，好像一出小会议室，就被自动抹平。更精确的说法是，我所体验到的，没有办法用谁做了什么、说了什么的日常语言来叙说。

好几次，我停下在键盘上飞舞的手。因为，这些文字，在毫无预警的情况下，猛然敲击着我的内心，挪开了几十年来无人理解的成长挫折、困惑、绝望——这些压在灵魂深处的大石头，让一丝理解的光明透了进来。我所追求的静坐、修行、心理疗愈，在这一线光明的照耀下，成了一颗颗来时路上的卵石，安然地在它与我初会面的角落，散发着温润的存在。

在每天写作的会晤中，有时是杨博士口述，我记录，偶尔有些讨论。杨博士常叮咛我，因为他在国外长大，务必要帮他留意口语是否清晰流畅。基于文字工作者的自我要求，我也很理所当然地把润色文字当作我的责任。然而，无论是面对面的读稿，或是我回家后，为了校稿而在电话上读给朋友听、读给杨博士听的过程，我常常跟着文字，一下子就进入了一种安静的无念。我的朋友也告诉我，他在听我读的时候，会先让自己放松，接下来，听着听着，脑海自然随着文字的内容，开始浮现一些影像、一些记忆、一些人生的片段，在这些片段和画面的浮现中，似乎正在穿越过去和未来，而又同时是在"这里！现在！"看着它。用他的说法是，非常有疗愈的作用，而在接下来的一整天，感觉到整个人比较精神、比较放松。

就这么一路校读过去，到最后，我所做的修订非常非常少。就好像这本书的文字，本身有一个流动，不需要我去改动。它，本来就很好。

三个星期后，要翻译杨博士为专辑《你·在吗？》所写的序。打开档案，我竟然无法下笔。我发现自己没办法再套用二十多年翻译经验所累积的习惯，去面对文字。那一刻，我感慨万分——才几个星期，我已经不是原来的我。失去了套路，这个世界，会是什么样子？我有足够的勇气去直接面对这个世界吗？

和杨博士写这本书，并不是一个一开始就知道终点的旅程。我相信，合作的插画家、协助校读的同事，也都有自己的感触，但愿我能代他们分享出来。我很佩服两位插画家，在短短的沟通后，将杨博士的草图概念化为读者所看到的画面。这些图，仿佛闪闪发光，在文字的流动中，为概念赋予了新的生命，带来新的气息。

我们一般所熟知的写书过程，主要是知识的积累、重组与产出，不断地产生"作者我"和"读者你"的距离。然而，我相信，你在读这十四万字时，确实如他所说的，你会觉得这些话就是从你心里不知道哪里流出来的。读者—作者的距离，在这本书里，看不到踪影。

这本书，和杨博士过去的作品很不一样。但同样地，目的不是写一本"真实的知识大全"。而是通过理性而亲切的论述，结合图画，以及带着散文诗风格的练习，将这些再明白不过的事实带到眼前。并且，和读着这本书的你一起去碰触——那无所不在却又忽隐忽现的真实。

除了从第一页一路往下读到最后一页，也可以在一天的烦扰之余，信手翻开一页，将自己交出来，给眼前的图画与文字一点时间，和自己的心谈一谈。更可以放下这本书，大胆地去读眼前的世界这本大书。你知道的，这本书永远在等着你，一直在这里等着你。

如果，如果（瞧，这已经不是当下此刻了）这本书能表达些什么，但愿它能在文字符号的局限内，带来一些路标，指向——全部的你、全部的我、全部的生命、全部的宇宙。同时，它仍可以安然的只是一本书，就只是一本书，而不是全部。

第一卷 这个世界，离不开念头

我们所看到的世界，其实是通过感官带来的信息所组合而成的。任何东西，我们所看到、听到、闻到、尝到、摸到……都是信息，经过脑部的处理而转出来的印象。我们连最坚实的东西，比如说花岗岩，都是通过神经系统的电子讯号所转出来的认知。严格讲，连个石头都是个念相，而这世界完全是念相组合的。但是，我们把所有的形式当作真实，创出我们所认为的人生。

怎么走出这个虚拟现实，而接触到全部的生命——是我这本书想转达的。

1. 全新的意识状态

全部的生命，我这里把它称为全新的意识状态。

严格地讲，它既是最新，也是最原初的意识状态。我们每一个人都有，只是，通过人间，把它忘掉了。

我们通常谈意识，讲的其实是三种日常状态，也就是醒着、做梦，以及深睡无梦的状态。从过去到现在，人类都知道人生要解脱，要跳出这三个状态。我们总是认为这三个意识并不能代表我们的一切。古人认为第四意识（梵文称 *turiya*）才是真正醒觉。相对地，前三个意识状态，古人反倒认为是无意识的昏迷。

做梦或是深睡无梦，我们倒可以理解为什么会称为无意识的昏迷。比较难懂的是，一般醒着的状态，比如说你现在读这本书，我在口述，或他在办事、走路……怎么可能是无意识的昏迷？

这里本身可能就产生一个矛盾，我希望通过这本书来解答。

其实，古人称前三个状态为有条件的意识（conditional consciousness）。它本身受到种种设定、种种条件的约束，全部都是通过念头所组合的。进一步讲，我们所认知的世界，离不开念头。甚至我们所看到的全部形相，也只是"念相"（thought-form）。它本身没有独立的存在，而是通过神经系统所转出来的信息。本身也是无常的，是通过"因"才得来的"果"，接下来，又环环相扣衍生出其他的因果。这些形相都是靠不住的，都会让我们体会到人生的局限，就好像跟我们的生命一样会生，一样会死。

古人总是认为，有一个永久的东西，是我们可以得到的。同时，也有一个不生不死的意识，也是可以找到的。这个意识是个整体的意识，包括一切，不受时空的限制。它不光是永恒，还是无限大的。第四意识，也就是不生不死的永恒的意识。也就是醒觉的意识。所以，与醒觉的意识相较，前三个局限的意识就被称为无意识的昏迷。

前三个状态都是从过去的设定所累积来的，而且，这个设定也就是种种条件累积下来的果。还不光是个人一生所累积的条件，它是综合全人类上万年的状况，涉及个人、家庭、社会、民族、遗传……所留下的因子，也可以说是我们全人类的DNA，从某个层面来说，也就是精神上的DNA。

一般人不会探讨这个问题，也就是说我们随时困在这三个意识里，不容易看清。就像一尾鱼活在水里，看不到水域以外、陆地上的东西。更可笑的是，连"水"都没办法体会到，因为它就是活在水中，以为水以外没有生命。同样的，人类正是通过这三个意识，组合出我们的人间，我们自然会把这三个意识当作人生的一切，根本不可能看到人间以外的可能。

幸运的是，因为前三种意识带给我们不快乐，可以说是极端的不快乐，我们大家都把人生当成大的问题。通过种种的问题，我们每一个人都活在忧郁、不安与焦虑中，总是希望得到某个方面的安慰或是解答，也总是认为人生应该要有更深层面的意义，甚至会问自己——"我这一生来到底是做什么？""难道世界就那么悲观？""我的生命可能找出第

不同的意识状态

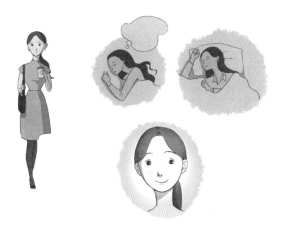

　　上图的三个意识状态（醒着、做梦、深睡无梦），都是我们一般人日常生活的状态。第四意识不受到念头限制，所以才是真正的醒觉。醒觉，也就是超越一般念头所带来的种种制约和局限。醒觉，不是否定前三个意识状态。通过醒觉，前三个意识其实还存在。醒觉，只是超越头脑。

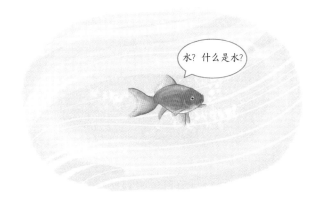

　　全部的生命，是通过醒觉的意识才可以体会到，虽然它随时都存在，也从来没有离开过我们。但是，在生活的忙碌中，我们通常体会不到。我们就像鱼在水里游，鱼从来没有离开过水，却意识不到水的存在，也不知道怎么描述它。

二条路吗？"

这么说下来，没有一个人快乐，没有一个人能通过生活的转变、时代的进步而变得快乐。不快乐，已经是一种文明的疾病。回头看人类的历史，也就是一连串的残酷和悲惨。我们人类的历史，可以说就是一部悲惨史。所以，我们才会像古人一样，重新探讨意识的问题。

怎么看透这无意识的昏迷、解开任何绑住我们的 DNA、松脱种种限制了我们的设定——这就是解脱，也就是古人所指的第四意识，我们接下来称"醒觉"。醒觉，非但包括了一般日常的三个意识，此外，也只有通过醒觉，我们才可以同时跳出有条件的意识。

好消息是，这个不同的意识状态，是可以找到的。而且，我们是可以印证古人说的是正确的。难以置信的是，这个答案比任何人想的都简单。

通过《全部的你》，我想强调的是，这第四个状态，也就是我们本来就有的意识。就像前面三个意识，不用学、不用教、无须修、无须追求，这第四意识、醒觉的意识，也从来没离开过我们的身边。虽然，它确实是人类从古到今一直追求的境界，也只有少数人领悟到了，但它其实比任何人想象的更容易汲取。它本来就是我们本性的一部分，而且是主要的一部分。但是，因为过去设定所带来的昏迷，我们把它省略，甚至忽略掉了。

2. 醒觉，是从人生的前景，找回生命的背景

醒觉，是轻轻松松存在，倒不是通过任何作为可以得到的。

我们要问的，应该是怎么去汲取、记得、投入、找回来这个全部的意识，也就是醒觉——倒不是去问这个意识存不存在。

这个题目，也就是把全部的你找回来，不是智识上的清谈玄聊，反而是我们现在人类演化最关键、最急需的一堂课。通过前一章所提到的前三个意识状态，我们人活了上万年，伴随痛苦和烦恼。即使物质条件变得更好，人生所带来的悲伤并没有减少，反而是加速倍增了。在日常的"醒着"状态中，我们把整体的意识、完整的意识，局限成生活中体验的状况。这些种种状况又离不开每一个人主观的分别、判断和理解。

这是因为我们这种"正常"的意识，其实是个分别意识。它是无限大、永恒意识的小小一部分。通过这个局限的意识，我们才可以在这个人间对每个东西、每件事情作个区隔，让我们可以运作，争取更好的生存。

可惜的是，我们无形当中以为这是唯一可谈、可追求的意识。这几千年来，人类生存条件的进步，被我们当成意识存在的见证，却忘记了这一意识同时带给我们人类不断的痛苦。我们回头看，历史留下的种种

灾难，所造出来的分别和对立，也就是人类集体的疯狂。就知道我们非要跳出这局限的意识，才可以永续生存，让地球喘口气，得到重生。

通过这第四个意识状态，我们才可以充分理解——有一个无限大的意识，远远超过我们生活中有限的意识、有限的生活状况。人间所带来一切的变化，也就是我们每一个人的故事"内容"，我们就这么把这些内容等同于我们自己。通过醒觉，我们才可以体会到，任何生活的状况——再好、再不好、再顺、再不顺、再喜、再悲伤，也是整体生命的一小部分，是通过局限的脑所建立组合的。我们可以称这一切生命所带来的经验为外在世界（或人生的前景）。我们的注意力都集中在这些经验，反而忘了还有更广大、更深沉的生命背景，是无法以这一局限的脑去表达、归纳的。我们可以称它是生命，或智慧。

这个生命的背景，是我们每一个人都有的。它不受到任何条件的制约。它也是最源头的意识。所以，我们前面才称"一体意识"（one consciousness），也只是一个清楚的知觉，也只是轻轻松松的存在。还没有人类之前，它很早就存在了。从来没有不存在过。古人也称它"无色无形""绝对"或"无条件的意识"（unconditional consciousness）。它本身既是无限大，也是无限小，不受时空的影响。

你听到这些，也许会很惊讶，觉得很抽象、很遥远，接下来会质疑——说这些，到底跟你有什么关系呢？其实，没有这个无条件的意识，也就是本书所称的"背景"，不可能有五彩缤纷的生命，更不用讲"有条件的意识"。再讲清楚一点，各种形式的生命，和我们所看到的一切意识，是从这个背景延伸出来的。古人把这个背景称为"因地"（causal ground）。

全部的生命，其实是生命的前景，加上背景；外在世界，加上内在世界。

外在的世界是无常，只有内在的世界是永恒。

全部的你，也就是全部的生命，全部的一切。它是有形有色，再加上无形无相。它包括我们人生的前景，也可以称客体意识。也就是我们人生面对的一切，再加上生命的背景，也就是不生不死，无色无形的一体意识。

　　在这个图案中，人间就好像这个局限的圈圈，包括里面的内容，也许是人、动物、东西和任何念相，这些内容就组合了每一个人的人生故事。图案背景的微细点点，也就是生命的背景，我们通常是看不到的，也就是"因地"。从这个因地，人生的内容才可以延伸出来。

通过外在的世界，一切生命的前景，不管多好、多不好，是不可能得到解脱的。即使通过这外在的世界，也不可能找到人生最终的意义。只有把这内在世界找回来，让它丰盈、让它绽放，一个人才可能找到"永恒的我""全部的我"。"永恒的我"就是上帝，上帝就是"我"，两者不可能分离、不可能区分。

进一步说，用局限的脑来找到无限的心，是本书希望探讨的一个悖论。因为这个问题本身就带来一个矛盾——按常识说，无限囊括了有限，而有限无法囊括无限。当有限要去找回无限时，矛盾就出现了。

想不到的是，这个谜题的答案，比任何人想的都简单。回答就是——有限的意识中，也存在无限的意识。假如不是这样，人类是跳不出来、解脱不了的。这是古往今来大圣人都懂、都亲身体验的。

这么说，通过人体，我们可以找到上帝，也可以称之为佛性、道。找回全部的自己，也就是找回上帝，真正的回家。

更想不到的是，回家——不需要我们做任何动作。它其实跟任何追求、任何动作都不相关。它比一口呼吸、吃饭、睡觉都更简单。

醒觉，或说任由第四意识自然展开，自然接手，随时绽放开来，才是我们这一生来最大的目的。倒不是为了面对生活中的种种状况、应付表相的挑战和机会。从外在世界的角度来看，这些状况、挑战和机会当然重要。但是，站在整体生命的角度，这些状况是太小的一部分了。从这些状况和形相，跳出种种的制约和设定，是我们与生俱来的权利，不容错失。

懂了这些原理，其实这本书也不用再读下去。你不光懂了，还可以带给地球一线光明，自然成为一个引发转化的媒介。我在这里，也祝福你。但是，假如你跟我们大家一样，还不是完全懂，我建议你，与我一同踏上这趟旅程，希望可以完成你人生最大的目的。

3. 头脑的监狱

人生解脱，也只是解开脑带来的困境。

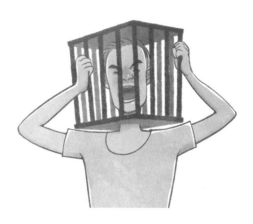

　　我们每一个人都被自己的脑困住了。脑产生的念头，是我们烦恼的根源。然而，用思考是永远跳不出这个牢笼的。

我们人类演化的过程，可以说是从动物的无脑、无思无想，到思考，再到未来超越思考而无思无想的境界。虽然，超越思考感觉是很小的一步，其实严格讲，它比蟑螂、青蛙到哺乳类的演化，是更大的一步。在一个瞬间，超越脑，会把人类从自己所造的痛苦、悲伤的历史跳出来。让我们每一个人找回自己、找回家。在这个时点，这种彻底的转变是最关键的。这个地球才可能永续存在。

它的困难，是因为这个脑所带来的限制。通过上万年的演化，我们逐渐变成一种会思考的生命形式。人类的脑，通过念头，又没办法离开时空，会带给我们一个虚拟现实。不要小看这个虚拟现实，它就像漩涡，只要跳进去，就出不来。从出生到老死，我们就在这漩涡里打转，看不到外面。经过痛苦，再加上萎缩，这些现象就更坚固、更坚实了。这样，才可能建立人类的制约，甚至演变成人类悲伤痛苦的DNA。

脑，通过不断的念头，变成我们的监狱。所以，说我们活在头脑的监狱里，真是一点都不夸大。这不是个人的问题，而是上千万年沉重的包袱，是人类集体的问题。不光先人走不出来，也让我们被囚禁，不得自由。

很多人，懂了这些，会在灵性上面追求，希望挣脱这个心牢。但是，几十年下来，即使通过各式各样的功夫努力追求，通常还是没办法跳出头脑的监狱。甚至越活越不愉快，觉得自己修行没有成就，对未来失去希望。这是因为还有一个微细的"追求""动"的念相，所以走不出来。

因为解答的答案比想象的简单太多，必然会招致质疑——怀疑它太简单，怎么可能就这样。

既然脑、念头带给人类这么不愉快的生命和生活，而人，到处都不愉快，反过来，我们要问的是——为什么那么真？那么坚实不破？

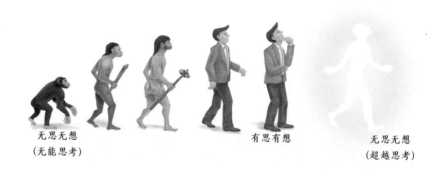

无思无想
（无能思考）

有思有想

无思无想
（超越思考）

　　我们人类的演化，就是从无能思考的无思无想，到有思有想，再进入超越思考而无思无想的状态。也就是人的命运。虽然他超越这个脑，但也可以随时把脑和念头当作工具，这样才可以体会到全部的生命。

4. 我们是感官的囚犯

从古人到现在都知道，要从痛苦解脱，必须超越一切，包括时空的观念。

仔细观察，我们脑的运作主要是靠两个部分：首先有个知觉，这个知觉是靠看、听、闻、触、尝而来的；除了最基本的知觉，加上知觉上的整合，让我们对任何状况或东西有个初步的掌握。接下来，我们的脑会把过去所存盘的相关数据调出来，跟现在的状况比较，作一个分别分析，产生一个最可能的结果，推测下一步可能会如何。这么说，我们人脑的运作架构，和计算机的作业很像。但说到底，应该是说——计算机的演算规则，其实是仿真人脑的运作而来的。

想不到的是，我们这五个知觉是相当有限的。只能捕捉这世界、这宇宙很小一部分的信息。这些信息也只是电子的信号，再通过脑的数字化编码而成。假如我们人的肉眼，所见的不是落在可见光的光谱，而是落在音波或超音波的能量谱范围，我们对这世界的体会，就完全不一样了。许多动物通过不同的感知范围，确实和我们人类"看"的世界完全不同，甚至是颠倒的。

进一步拿颜色当实例来谈。大多数人可能都忘了，就连最简单的

我们是自己所见的一切

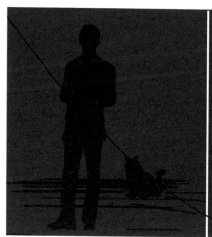 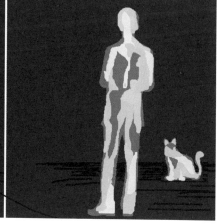

一般视野   远红外线视野

　　人通过感官所看到的世界。同样是夜里的世界，如果我们通过远红外线眼镜来看，看到的视野就如右图所示，而不是一般视野下的一片漆黑。不同的感官带来完全不同的印象，而不同的印象，带来不同的经验。

白色光，其实是红绿蓝三原色的光同比例组合起来的。也就是说，连白光都是很多色光的组合，才让我们得到白色的印象。过去的人以为"我们是自己所见的一切"（We are what we see）。其实，这句话只是描述——我们所认知的一切，是通过知觉所得到的信息。

进一步说，假如人间没有其他的颜色，我们也不能体会到什么是白色。白色，不管它是怎么组合起来的，还是一个"相对"的概念，需要其他颜色，才能区隔出它的特质——"白"。再进一步说，假如没有无色无形，就不可能有形相，不可能有颜色，更不可能有"白"。人生所见的一切，本来就是相对的，是通过绝对的"无色无形"，我们才可以看到人间。这种说法，跟一般人的想法完全是颠倒的。所以，我才会说"无色无形"随时在人间。假如没有它，没有人间，也没有这个世界。

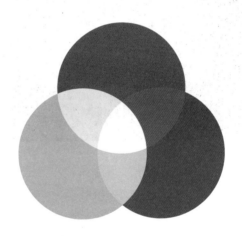

我们眼中的白色光，其实是三个原色的光组合而成的。这世界没有任何绝对的真理。任何可见、可体验到的，都还是相对的。

一般人想不到的是，虽然这五个感知是相当窄的能量门户，但它们本身都是螺旋场，所蕴含的信息远超过感官数据。我们每一个人也许都有过"不看手表，就直觉知道时间"的经验，或是直观、直觉地体会到某一个状态。严格讲，这个直觉虽然超过感官数据所带来的信息，但又不离这些信息，两者是分不开的。这是因为，每一个感官资料造出的螺旋场会重叠，而共振出一个更大的螺旋信息场。这个原理，可以解释为什么人会有更深的知感，或一般人所称的灵感、第六感。也可以说明为什么人的身体感知可以有所谓的细胞记忆。这些知识都是目前很多心理疗愈者在使用的，也有很明显的效果。

可以说，从一个有限的感官数据，我们其实可以得到无限大的信息。通过信息所产生的螺旋场，我们的感知可以扩大。它可以解释为什么人体可以有特异功能，甚至有神通，和一般人理性难以想象的其他潜

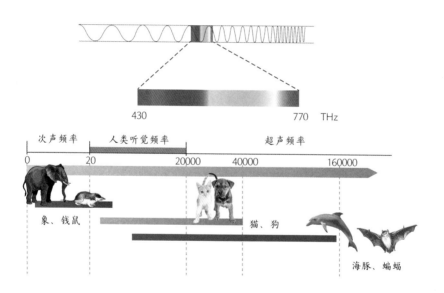

人所看到的能量谱只在可见光的范围（波长 390 ~ 700 nm，频率 430 ~ 770 THz），所听到的能量谱也和海豚、大象、猫、狗不一样。所以，人生的体验也不一样。任何能量谱，还只是现象，是"有"的一部分。"没有"、无色无形，比任何能量谱所能标定的都大。任何能量都是从无色无形生出来的。

能。不光是人，动物也是如此。

说到究竟，每一个形相都含着更深层面的意识，甚至还含着无色无相。假如不是这样子，也没有什么形相好谈。是通过无色无相，任何形相才可以成形。

可惜的是，从感官知觉的第一接触，我们立即把无限大的可能限缩到有限的思考。也就是从无限大的可能中，固定出一个可能。因为任何念头，还只是"色""形"，而任何"色""形"都是局限、无常的。

所以，人脑把无限带到有限、把上帝带到人间、把宇宙带到参考点……是合理的，是个体千百万年摸索出来的生存之道——把不可捉摸的众多可能性，简化成可以操作的现实，才可以对环境的不可知有所反应。这也是人类演化了不起的部分，使人与动物有所区隔。无论从哪个角度，在脑的运作下，一体意识就从无形化为了有形。从未曾创生过的，化为创生出来的。把未曾化现的，转为化现出来的。

脑的分别功能，也可以称为工具，本来不是问题。没有分别的功能，我们人类也不可能有今天的发达，也没有什么文明好谈。问题在于比例，我们经过上万年的发展，过度偏重了分别、归纳、分析、投射、预测的方向。

假如只有第一接触的知觉，那么，这世界本来是很单纯的。无论发生什么好事或坏事，不管多好、多糟糕，最多也是那么一瞬间出现，下个瞬间消逝。因为发生的事，所看到的相，也只是在每一个瞬间出现。所以，严格讲，也没有生死之别，更不用讲有什么连贯性。这也就是古人讲的"活在当下"的意思。

这不光是动物随时体验的，还是每一个植物所体验的。最有趣的是，我们跟动物、植物接触，进入大自然，自然找回来这原初意识，带回当下的体验。

所以，我们说"头脑的监狱"时，指的其实是认知分别的作用。也就是在第一知觉之上，我们又加上一层诠释、分别、分析、判断的功能，再赋予它一个概念。一切烦恼就是这样子来的。一切人生的痛苦，也是这样子来的。

进一步说，因为我们一般所认知的脑的作用，包括任何念头、任何话、任何文字，都是从分别、诠释所发挥出来的。这些运作都在相当窄、相当局限的范围内打转。也可以说，通过语言、思考，任何指针、标签，是找不到这无限大的一体意识（也可以称其为上帝、佛性）的。再进一步说，用语言、思考，不管我们认为多科学，是永远不可能了解究竟真实，不可能了解真如的。

5. 不是活在过去，就是活在未来

人生，是从念头的幻觉建立的，而这些念头不是停留在过去，就是投射在未来。

人生最大的痛苦，是从不断的要求、追求所产生的。其实，早期的人和动物没有多大差别，吃饱了，解渴了，就可以休息，好好消化。过一天，是一天。生活也只是满足身体的需要，适应周边环境的变化。通过文明化，人开始发展记忆，开始累积。不光把过去的经验累积、存盘，还进一步可以随时调回来，跟生活上种种状况作个比较，得到学习。学习中，再进一步规划，以防患未然，或争取更好的机会。

进一步讲，我们人越发达，越会停留在过去或未来，通过思考（脑的动作），我们从动物求生的动力，转成脑海中的求生动力。不光是回想、分析脑海中的记忆，还投射出各式各样的可能性。人类文明化的过程，正可以用脑的思考来衡量。正是通过这个过程，我们每一个人都把瞬间当作通往目的地的手段。也就是说，通过过去的经验，来达到一个更理想的未来。我们大家都在忙碌当中，哪有时间停在现在，正是因为现在不顺心，我们才宁愿待到未来！

有趣的是，我们的身体因为有一个机械和生理的架构，在很多层面还停留在动物的阶段。生理的需要，即使到了现代，还是要吃饱、喝足、休息，跟几万年前一样。不幸的是，因为我们活在脑的境界，通过脑打造了一个虚拟现实。让身体分不清这一切是脑袋里的，还是外面的现实，分不清表相与真相。于是，脑里面的压力自然转化成身体上所面临的压力。因为神经系统真的以为随时有危机，所以我们时时都"不在"。虽然跟身边的人在交流，但心都跑到别的地方去了。很少停留在"这里！现在！"反而追求的都是"别地！未来！"

甚至，我们会把"这里！现在！"当作一个通往"彼地—彼时"的桥梁、楼梯。要通往更好的未来、更好的地点、更好的生活状况。进一步说，回到这个世界，我们都以为"别的那里—别的瞬间"会比"这里！现在！"更好。

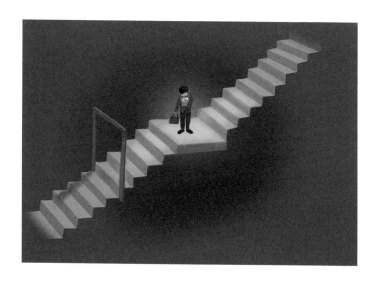

我们通常把"这里！现在！"当成通往目的地的手段。人生就像一个楼梯，我们通过过去，想达到未来，把唯一真实的一步——"这里！现在！"也只当作一个踏脚石，当作一个工具，达到未来。

读到这些话，不需要质疑。只要好好观察每个人一生的经过，就能检验这些话正不正确。我们一生出来，自然就进入一个学习阶段。从牙牙学语起，什么事能做、不能做，什么话能说、不能说，每一句话，甚至每个思考，就已经受到家庭的制约，反映了父母的教养方式、情感交流、人际互动……种种的生命价值观念。父母的期待、对我们的规划，我们自然就接受了。就像种子落入了心灵，生命的蓝图——未来怎么成人、做什么工作、人生规划——就已经定型了。通过这些规划，我们自然被灌输了：要未雨绸缪，要为未来规划、打算、计较。

等到入学，又进入了另一套更完整的规划体系。通过小学、中学的基本学习，乃至于大学、研究所的进阶教育，为个人的人生规划作一个培养、锻炼和筹备。因为未来会比过去更有成就，或者反过来说，要通过过去跟现在更多的努力，未来才会有成就。所以，我们每个人就认真

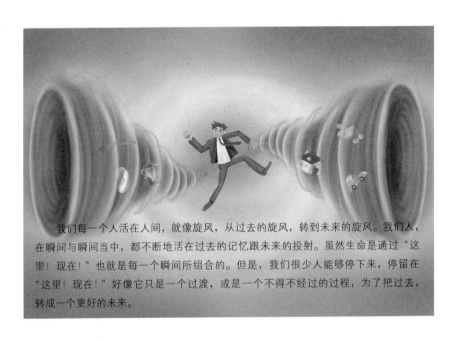

我们每一个人活在人间，就像旋风，从过去的旋风，转到未来的旋风。我们人，在瞬间与瞬间当中，都不断地活在过去的记忆跟未来的投射。虽然生命是通过"这里！现在！"也就是每一个瞬间所组合的。但是，我们很少人能够停下来，停留在"这里！现在！"好像它只是一个过渡，或是一个不得不经过的过程，为了把过去，转成一个更好的未来。

学习、累积知识、强化分别。同时，我们也把教育体系的奖励和惩罚纳入心灵。进一步通过这完整的系统，将自己的能力作一个区隔和凸显，很早就自然建立了成功和失败的观念。

进入就业的市场，继续接受环境的要求和期待，也进一步接收到别人对我们的判断。我们尽力做个好员工、好同事，希望对人生的规划目标可以更上一层楼。为了达成未来的规划，一切短期的需求都可以牺牲。我们把人生浓缩成一个学习和准备的过程，为了占领更好的未来。对大部分人来说，未来的表现，占掉了大部分的人生精力。

有了对象，我们不光对自己，还对对象自然有期待。希望通过比较亲密的关系，可以找到更完整的我、更圆满的一切。因为，每一个人都带着自己的设定一路到现在，对自己其实不满意。自然期待通过伴侣，可以完成我们失落的"另一半"。

进一步，有了家庭，就自然落入父母的角色。不光要求另一半尽责，对孩子未来的要求更不用多说。从小到大，种种细节都要掌握。为了孩子"好"，做父母的，一切牺牲都值得。为了一个希望、一个前途、一个愿景，我们就跟孩子一起，一路走下去。在这条人生大道上，重复当年父母走过的老路。

年纪更大了，身体机能开始衰退，开始有各式各样的疾病。我们不光回想过去，还可能把希望寄托在未来的下一代、下下一代。期待他们生活状况更好，将自己年轻时未完成的心愿，交给他们来执行。不知不觉，家庭、社会、民族的设定变得愈来愈牢不可破。更严重的，我们不光是活在一个"人在，心不在"的人生里。无形中，还把每一个念头（过去的经验、未来的投射）当作固态的实相。从无色无相，把每一个念头转成有色有相的念相，让它好像是个活生生的实体。

6. 我们是念相和情绪的组合

人生所带来的任何经验，也只是念相，再加上情绪。

念相，其实是人类文明发展的重要一环，不容小觑。念相和念头，相当于推动人类文明进步的马达。我们一点都不能排斥，也不能小看。它让我们跟动物区隔开来，也是人类最特殊的一部分。所以，念头不是问题。过度的念头才是问题，让生命其他的层面完全被忽略了。

问题是：为什么念头可以产生那么大的作用？不可否认，虽然有正向的念头，但是大多数念头还是相当负面的！

这个问题，可以从生理的科学找答案。每一个动物，包括人类，都会产生类似内分泌的传导因子，来连接甚至放大神经信号，让信号能在很短时间内转达到身体某个部位，产生反应。通过这种扩大和传达的效果，我们才可以有效完成"环境变化→神经信号→肌肉、内脏反应"的路径。经由这个连续放大的过程，我们才能及时因应环境中种种致命的威胁。这种信息处理的架构，让我们可以把握住生存，让每只动物、每个人可以应对环境带来的危机。相对地，很多传导因子可以带来另一个扩大的作用，也就是产生情绪。

情绪，其实是神经和肌肉内脏之间的接口。只是经过神经系统放大的一个信号，在身体上残留下来的知觉感受。比如说，一只狗将要挨打，面对威胁和危险，它会产生恐惧的情绪，来扩大它的反应，让肌肉可以绷紧、心跳可以加快，集中注意力，应对眼前的威胁。反过来，同一只狗，吃饱了，吃了好吃的，会产生一个满足感，让它觉得很舒服。这个舒服感同时让消化系统开始作用，并让全身肌肉放松，处于休息状态，以配合身体的消化工作。

因为我们人类经过上万年的发展，通常都活在一个念头、念相的境界，使身体分不清念相和现实。同时，一直处在念相引发传导因子、传导因子引发情绪的连锁反应中。我们不光受到念头的负面影响，还受到情绪层面的冲击，放大了身体的反应。仔细观察，一般人的念头，都是落在一个负面的层面，非但负面的多，而且我们对痛、恐惧、愤怒、委屈、嫉妒、窝囊……这类负面信息的反应更大。从演化的角度来说，这让人类能够成功地生存下来。但是，到现在，过程变成了结果，通过"放大负面信息"程序所造出来的身体反应，随时占据了我们的感受。

我过去常谈自律神经系统的放松和紧张反应，解说的就是同一个现象。① 现在很多人都活在一个绷紧的状态，充满了委屈、窝囊、不安全感，倒把放松、均衡给忽略掉了。

念头，就是有那么大的力量。我们每一个人都活在念头的层面，把念头和念相当作真实，为了走不出念相的世界而痛苦。

---

① 请参见《静坐的科学、医学与心灵之旅》（以下简称《静坐》）第 17 章 "完全放松状态的神经生理和功能变化"、第 25 章 "生命力及意识场引动身体变化"。

7. 我们是萎缩体

任何负面的情绪，都会带来萎缩。而长期下来，这些萎缩都会造成能量结，让我们每个人都变成萎缩体。

情绪，尤其负面情绪对我们带来的影响还不只如此，冲击比我们所想的大。因为，长期下来，我们把念头当作真实，也把相关的情绪当作真实，更没办法分清真假虚实。

长期以来，情绪体也自然变成一个活生生的实体，甚至比念相更坚实。因为情绪跟肉体的联系，比思考更接近、更紧密。

进一步讲，一念所留下的影子，是通过情绪来表现的。再进一步说，思考和念头所带来的伤害和伤疤，是通过情绪成形的。我们一生的失落、决裂、委屈，所留下的悲伤都是累积在情绪的层面，而这个情绪体又可以影响到肉体。这些种种的情绪，本身就是过去的制约在我们身上留下的后果，可以直接影响我们的行为和生命价值观，也可以直接影响身体健康。

再说清楚一点，我们看这世界，其实是通过情绪的滤片来看的。脑部的边缘系统（情绪脑）本身就是一个过滤网。[1] 它有一个称为杏仁核

---

① 参见《静坐》第 23 章 "情绪脑对身心平衡的影响"。

（amygdala）的结构，作用高于边缘系统里所有其他的部位。一旦杏仁核被唤起了，就会去关闭边缘系统的其他功能，而进一步关闭整个身体系统。从演化的角度来说，一开始，这可能是一个确保生存的系统，让我们能注意到身边任何一个威胁生命的危险。可惜的是，这个系统不光是被实质的危险唤起。还会被念相，也就是脑海里的虚拟现实所唤起。它分不清这两者的区别。

其实，每个人就是一个情绪的萎缩体（contraction body）。我们生出来，本来像是张开的手，是舒坦、开放的，没有顾虑，没有忧郁，一切的经验都是新鲜而完美。很可惜的是，念头和情绪造成的萎缩，让我们的心就只能受到这个萎缩体的作用，在种种恐惧、悲伤、焦虑的影响下，封闭着看这世界。

怎么把这种舒坦的打开状态找回来？通过"全部的你"，可以找回来。

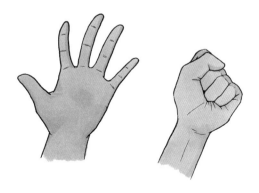

我们人，本来是单纯、诚恳、爽快、舒畅的，就像放松的手。但是通过种种念头和情绪，反而受到了萎缩。长期下来，我们就变成一个萎缩体，含着痛、不安、忧郁、焦虑……就像紧握不放的拳头。

一生命，本身就是一个大萎缩，加上种种的小萎缩

我们仔细观察，我们生命点点滴滴都在一个萎缩当中。从早上醒来的那一刻，萎缩就开始了。我们就已经被自己的念头带出没完没了的顾虑，自然产生压迫感。

比如说，我们一早起来，要打理自己、照顾家人的早餐，按着表定时间送孩子上学、送家人上班。出门时，很少是舒畅快乐的，多半有一种说不清的窝囊和萎缩。一走出大门，要往左还是往右，是乘车还是走路。一有机会停步，就打开手机看时间，今天有什么事要做、昨天有什么事没收拾……每个都是困扰，不得不做一个立即的决定。到了学校，该不该跟同学讨论功课，或商量社团的活动。到了办公室，该去倒杯水还是先去洗手间，又是一个马上的选择。要不要喝咖啡，该不该给客户打电话。中午，要上这一家餐厅还是另一家小吃。下午，该不该继续等电话。再做点事吧……时间，在催促，念头，在赶着。

直到睡前的最后一秒，还在窝囊中要作出一个选择。要不要静坐、要不要做点运动。要不然，练个呼吸吧。吸气，好像太急了，要不要再撑一秒再呼气。睡吧，脑子好像还有念头在动，再不喊停，就睡不着了……一天当中的种种选择，多半是不好的，随时都有一个不得已。我们仿佛只能在每次浮现的不得已里，无奈地选一个比较没那么不得已的。

我们很自然地，把生命活成了一个大问题。我们生活的每一个角落都是问题。我们一天的生活，也只是在众多问题的逼迫下，依序选一个后遗症比较轻微的解答。从琐琐碎碎的难受中，选一个不那么难受的。我们已经把生命当作一个 dilemma（两难）。每一个瞬间，要或不要，都

是两难。两难，不管怎么解答，都会带来萎缩，只是萎缩多或萎缩少的问题。这么说，我们的生活不可能不是萎缩。

我们都有经验，面对瞬间带来的新消息、一通电话、一个人、一个状况，心里马上就微微的一紧。即使什么事都没有，仍然有一个惯性，把生命随时落入两难，同样含着更隐微的萎缩。就这样，一个瞬间，萎缩。再一个瞬间，还是萎缩。哪里还有空隙，去体验生命的快乐。

仔细看，每一个人都离不开这种左右为难的困境。我们随时都用一种不得已，甚至充满无力感的态度，来面对生命。我记得，当时我自己还不到几岁，就已经意识到生命充满了纷纷杂杂的两难。再怎么微不足道的两难都带着一种紧迫感，让人很难从种种的两难中走出来，突破一条路。我相信，每一个人只要仔细觉察，也都是这样子。

我们来到这一生，情绪——喜悦、快乐、满足、愤怒、焦虑、恐惧……都是恰好的，只是让我们能因应现实的威胁。但是因为停留在过度的念头境界，而且多半是负面的，我们本来圆满的生命就成了一个痛苦的萎缩体。

在所有负面的情绪中，恐惧是最强的一个。可以这么说，恐惧是所有负面情绪的扩大器。无论是痛、不安全、不愉快、烦恼、失落，到头来，留下的就是恐惧——对痛的恐惧、对不安全感的恐惧、对失落的恐惧……种种恐惧，带来我们再熟悉不过的一种窝囊、不舒服的感觉。恐惧生起时，会刺激交感神经系统，主导了所有身体的反应。也

生命雷达

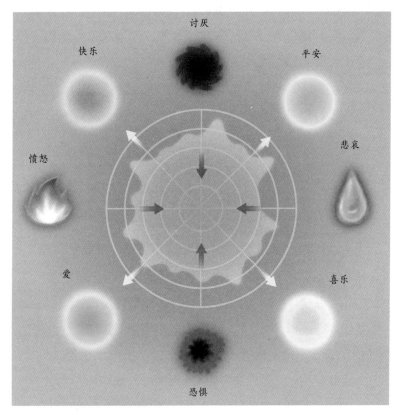

　　这一张情绪的雷达图，让我们可以体会人生所带来的萎缩。本来每一个人都圆满，本来就完整，就像雷达图的外缘一样。但是，经过对立和冲突，就受伤了，造成能量上的结，自然从圆满进入萎缩状况。每一个人的生命雷达都不一样。

情绪的能量体

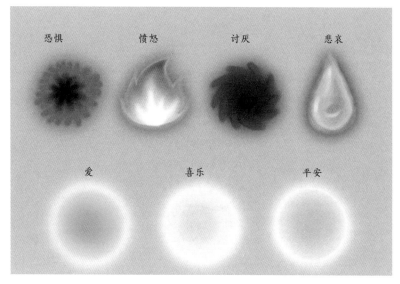

我们最基本的状态，也是最自然的状态，就如同图的下面，是充满了爱、喜乐和平静的圆满。但是，不知不觉，我们都进到一个萎缩的状态，就像图上半呈现的种种样貌。

就是说，恐惧会把任何负面的情绪放大，而冻结了所有的运作。我们心里没底，发慌时，也就是这么一回事。我们每一个人，都长期活在恐惧中。所以，我们也可以把萎缩体称为恐惧体（fear body），而萎缩就是恐惧。

长期下来，这个萎缩体和一个念头体（thought-body）一样，本身好像获得了一个独立的生命，不断地原地打转，不断强化自己、强化"我"的观念。一个萎缩体，也就是我们每一个人，绝不会希望输给别的萎缩体。念头是通过对抗才得以成形。一个人完全放松、没有阻抗，是不可能有念头的。一个萎缩体也是一样，是通过阻抗、反对、摩擦，

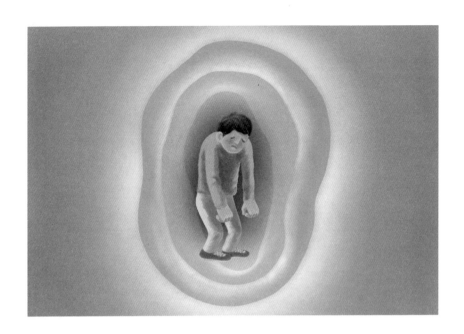

长期下来，一个萎缩体自然产生一个萎缩场。这个萎缩场会带来负面的能量，跟生命对立，让周边的人萎缩。

才可以延续存在。

这么说，我们每一个人的萎缩体都很容易受到刺激。甚至会不断找受刺激的机会，好伺机反弹、退缩、痛心，跟周边的人都闹得不愉快。就好像通过萎缩体，我们可以把周边的事端放大，让自己和别人总过不去，引发一连串的负面影响，这就是萎缩体之间的共振。

从另一个层面来看，我们仔细观察。一个不愉快的经验，再怎么负面的打击，分析下去也只是如此，也只是一个刹那，再怎么严重，也就过去了。痛，也就是痛，痛到一个极点，也就过去了。

但是，我们的萎缩体绝不会轻易放过。把痛变成了悲伤，再加上不可思议大的恐惧，再浓缩、凝结成制约，很难解开。从古人的气脉或能量观点来看，一个萎缩体是不会让气和能量流动的，留下来的都是气的结、能量的伤疤。影响的不只这一生，还给人类留下了一个集体的伤口，就好像这些萎缩存入了我们文明的 DNA，还可以传给后代。

我们长期萎缩，也自然变成了一个萎缩场，带给自己和周边一个负面的能量。

这些道理，许多心理疗愈师都懂，也一直应用在他们的情绪疗愈实务工作中，帮助人重现悲伤情境，一步步从悲伤中走出来。其实古人的修行也是如此，希望能从痛苦的人生找出一条路，找到解脱。

我通过这本书，也只是希望跟大家分享一个更简单的疗愈方法。严格讲，这是一个不成方法的方法，它本来就是生命的一部分，但大家都把它忘了。

8. 念头和萎缩是我们痛苦的来源

我们每一个人都以为自己就是念头，以为自己就是情绪。看清这一点，人生就解脱一半。

因为这个题目太重要，我想用另外一个角度再强调一次——我们一生的痛苦，都是从念头与情绪带来的萎缩所产生的。

念头和情绪本身不是问题。问题是——我们随时把自己定位成念头体、定位成萎缩体。以为自己就是念头，以为自己就是情绪。

念头本身带来痛苦，让我们在一个虚拟的身份中流转，以为种种念头就是我们的一生。念头，再加上情绪所造成的萎缩，只会让痛苦更雪上加霜。然而，我们接下来的反应或反弹，都是落在念头体再加上萎缩体的角色在运作的。

我们每一个人都体验过，不光自己满脸的烦恼，把生命样样都当成问题来活，活得苦闷难受。就连身边的人也多半在烦恼中，忍不住自怨自艾，总认为自己受到周边，甚至世界的虐待。不光自己过得惨兮兮，还把周围的人弄得更惨。不停地抱怨，从来没有放过自己和别人。总是不满足，都希望通过别的地方、别的瞬间、下一个未来，把满足感找回来。

我们每一个人，一生都在这样不愉快又萎缩的状态来面对世界。我相信，我们身边都有这种人，或许我们自己也就是如此，都在苦和烦恼当中，对抗这个世界。

值得安慰的是，任何我们所碰到的不好的事，人生所遭遇的任何痛苦，其实不是冲着"我这个人"来的。反过来，受害的人也不要责怪自己。就连伤害别人的人，也不用完全责备自己，抱着挫败感度过一生。进一步讲，我们每一个人存在这个世界，都在反映着人类上万年的制约。我们一切的行为，包括念头，也只是反映人类无意识所带来的昏迷，而这个昏迷是几万年累积下来的。站在无意识的昏迷来谈，谁可以责备谁？谁又有资格责备谁？有谁可以讲自己没有犯过罪？而罪，又是什么？

然而只要醒过来，这几万年无意识所带来的昏迷痛苦，顿时就消失了。最有意思的是，虽然这个人类的痛苦是上万年累积下来的，而醒觉却不需要时间，令人难以置信的简单。

我们大家总是认为，这些痛苦都可以通过别的地方或未来，而得到一个缓解。也就是认为人生的不满足感可以通过努力、环境的改造，或是另一种人生规划，就可以消失。

只是，在这个过程，我们每一个人都忘记了，过度的念头跟情绪本身就是我们的痛苦来源。我们从很单纯的一个状况，衍生出一个不可思议大的负面后果，加上脑里造出的诠释和判断，把很单纯的生命，也就是每一个瞬间所带来的变化，变成我们种种的"生命状况"。这个生命状况，也就是我们每一个人的人生故事，都自认为相当有特色，总在这上面做文章，而且自然想跟别人分享。

最可悲的是，这些人生的故事，通常就是悲伤再加上不满足。好，就算是人生不悲哀。反过来，即使称得上一帆风顺的这种少数人的经验，也一样误导我们，以为人生的经过，就等于生命的一切。好像仅是人生丰富的内容，就是全部的我。

生命，其实不只是人生的内容。不管多悲惨或是多风光，这些生命种种的变化，只是全部生命的一小部分，还在生命的前景打转。生命的背景，也就是念头和情绪所从生的因地，才是生命很重要的一部分。也就是说，除了"有"，还有"没有"，才组合出完整的生命。不幸的是，我们的一生都落在"有"的形相世界，忽略掉了一个更大的境界——这是我通过这本书想带回来的。

因为生命和生命的故事已经混淆了，我们的焦点放错了，随时把注意力放在念头和情绪的世界，也就是把人生故事的内容当作生命。因为我们把全部的身份投入生命的故事，才会让念头再加上情绪的扩大甚至反弹，造出一个萎缩体，来代表真正的我。反而，把真正的生命盖住了。

再一次，不要小看念头和萎缩体。它们就好像是真的，我们每个人都离不开，都没办法分离。要解脱，要从这个念头和萎缩体解开，我们通常都认为需要时间。

我相信每一个人，都有一些很特别的经历，让我们一生不忘。有些人是从爱情中得到一个过去没有经历过的经验，尤其是初恋。还有人是在跳伞、潜水、登山等冒险活动中受到刺激，觉得特别新鲜，终生难忘。仔细看这些经验的共同点，都是一个无思的状况。在那个时点，我们自然失掉时空的观念，清楚地体验当下，而没有再加上一个念头或情绪来加油添醋。其实，我们每一个人都有一个单纯的意识，它是最直接、不受任何条件的约束。它本身，就是。

接下来，我们的脑一开始运作，就把过去的记忆、未来的投射，跟中间的衔接，把接下来的反应给制约了。于是，就会进一步有个结论

"啊，这个经验很好"或是"刚刚这段话，让我好感动啊"，去评价这个经验的质量——很好、很美、很刺激、很新鲜……

有趣的是，这些经验，可以说是在第一瞬间，在一个没有任何念头的状况下得到的。但是，我们仍然完全可以运作，就算是面临生命的威胁，还是可以作一个相对的调适。比如说，在山上突然遇见一条蛇，或是看到身边的孩子受到生命威胁，我们都会直接反应，而且这直接反应，跟生存完全接轨。该反应的，我们都可以做到，完全不需要思考，更不需要念头和情绪来主导。这种清醒的状况，我们每一个人都体验过，也是意识醒觉的一部分。所以从某一个层面来说，醒觉就是把自己找回来，把最单纯、最原初的那个意识找回来。

只要看到这些原理，甚至可以观察到这一反应发生的流程，就已经可以把人生的困扰解开一半了。所以古人会强调——看清，就是解脱。一样的意思。会让我们发现，我们一生都被自己的头脑跟情绪绑住，从来没有离开过它们的范围。

借古人的解释，再进一步讲。解脱，就是从脑落到心。也就是从念头转到心的智慧，而心的智慧不是靠念头或语言可以描述出来的。它其实是更大的聪明，我们称之为智慧。我记得，我在《真原医》也花相当多的篇幅来说明心的智慧是远远超过脑，是任何脑的境界所无法比拟的。[①] 当然，我在这里所提到的"心"，指称的是一个超越思考而无思无想、无限大的状态。它是还没有念头前，就已经存在。

怎么回到心？怎么落在心？是我们在这本书想进一步说明、分享的。反过来，全部的你，也可以说是——把脑和心或是一切都找回来，都跟生命整合起来。

---

① 请参见《真原医》第28章"心脑相依"、第35章"一切归心"。

9. 疗愈萎缩体

面对萎缩体，也就是面对过去种种的制约——包括个人，以及人类集体。

可以看到自己的萎缩体，甚至可以看清、看透它，也就是把它消解、疗愈最好的办法。

萎缩体，跟念头体是分不开的，而念头体则跟有形有色的外在世界分不开。要看清萎缩体，也就是看穿念头体、看穿有色有形的世界，把我们的内在世界，也就是我们无色无形的意识找回来。只要把住生命的源头，任何念头体和萎缩体自然就消失了。

站在物理的角度，其实很容易理解——任何固态的东西，我们去分析它，只要维度低于分子的尺寸，自然会发现，"没有"是远远超过"有"的。进一步讲，任何有色有形的东西，包括念头，都包含着"空"。

我们抬起头来看着天空，就知道这原理从最小到最大都是正确的。虽然抬头看是满天星星，但仔细去观察，星和星之间，都是空的，都是由空所组合的。

进一步说，有限的体，不管是山水、椅子、花草、猫、狗、人……

都含着无垠的浩瀚，而这个无垠的浩瀚远远超过我们所能想象的色相形状。

瞧，这里有一个悖论！——我们不断地用有限、分门别类的语言，来表达不可分别的无限大和无限小的宇宙，而两边的世界根本接轨不上。但是，我希望通过这本书，证实倒不是如此。其实，这些由脑造出的悖论，是很容易解答的。

回到这个萎缩体的疗愈。只要给自己一点空当，在任何人生的状况下，可以观察到自己念头和情绪的变化，这个萎缩体的能量就开始消散，不会愈演愈烈。这个萎缩体会存在，本身就是因为我们一生以来，把自己全等同于念头和情绪了。这些情绪的疤，也就是萎缩，自然会让我们对每件事作一个自动的反应，可以称它是反弹。

大多数人都活在这种自动反弹的状态，却不明白自己究竟怎么了。有时候，种种的行为，就连自己都不满意。但是，倒不需要为此责备自己，不用那么在意。其实，你我的反弹，只是反映了人类集体的制约。这会存在，是因为我们把人生太当真了，以为这些故事和故事所带来的种种萎缩，就代表了我们的一生，甚至代表了一切。

试试看，只要暂时跳出这个故事，在生活的每一个角落、每一个关系，就连最不愉快的亲人关系，都给这关系一个空当。尤其更重要的是，首先给自己一个空当。就会发现人生有一个更深的层面，是我们过去忽略掉的。进一步说，可以观察到自己的情绪萎缩，甚至看清念头的运作，本身就是一把解开的钥匙。

看清了，就让它存在。不要作任何抵抗，本身就是消解问题最好的方法。这符合宇宙最基本的运作法则——越抵抗，越真实；越抵抗，越延续。反过来说，不要抵抗，让生命轻轻松松地存在。突然间，生命会变得友善，对我们友好。用这种方法，可以把全部的生命找回来。

怎么做？不要着急，我会进一步在这本书继续跟读者分享。这个道理会愈来愈清楚，而且非常实用，完全可以融入生活。

但首先重要的是，先理解这个问题，承认我们就活在一个萎缩的状态。由这个起点开始，重新面对我们的人生。

10. 走出时空，跳出脑的内容

　　每一个人，都认为人生也只是脑存在的种种内容、种种故事，而这些都离不开时空。

　　我们所想出来的人生经验，一切都离不开念相，也都只是念相。

　　过去的事，我们通过念头把它带回来。未来的事，还没有发生。但是我们通过投射，给它生命，也把它拉回这个瞬间。"这里！现在！"也就是这个瞬间、任何瞬间，我们把它当作桥梁，从过去通往未来。

　　每一个人，只要提到自己的生命，从来没有离开这些念头。想到生命，不是过去，就是未来。把种种档案一再地调出来，拿这些档案来代表我们的人生。有些人一提到自己，就情不自禁地把委屈、伤痛的档案调出来。还有人进一步把自己的过错——曾经伤害了谁、欺负了谁，也纳入他的人生故事。更有意思的是，连身边的宠物，我们都不放过，都自然把它们纳编为我们人生故事的一部分。我们每一个人的人生故事都相当有味道——早上做了什么、下午处理了什么事、吃了什么、睡得好不好、今天有没有跟人发生冲突、有没有什么好事、谁不断地称赞我、这场电影多好看、要打几颗星、晚上又做了什么……这些情节自然变成人生的一大部分。走到最后，人生的最后一口气了，回头看，我们也只任何人、任何东西、任何形相都只是念相，活在人间就是被这个念相绑住、吸引。陷入这个念相的漩涡，不光爬不出来，就连看都看不透。它就是有这么大的吸引力。

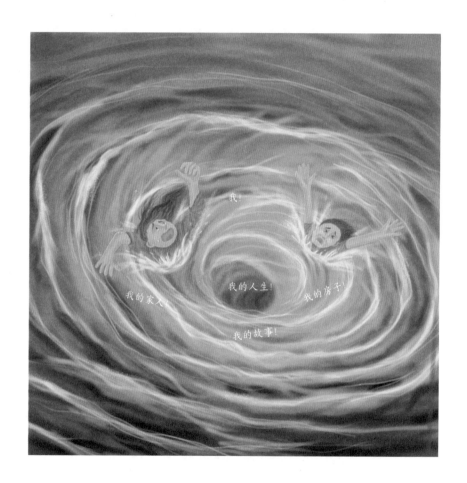

是通过这些内容的片段，来描述我们的一生。

我们大多数情况，都是拿这些档案，当作自己对生命的理解。

但是仔细听，会发现——不对呀！这么一来，我们口中的生命，只是一些生命状况的组合，都是将一时的经验，转化成没有必要持久的印象；或是把还没发生的事，在头脑中组合出来。

我们看别人讲他的人生故事，更容易体会到一个人不是停留在过去，就是投射到未来。进一步说，这个人明明在讲话、在互动、在办事，但又好像不在这里。我们每一个人，也是如此。好像在，但其实不在。又把不存在的现象，当作事实来看。

通常我们听别人分享人生故事时，比较容易看清，却看不清自己的人生经历。这是因为——任何有色有形的，包括念头、情绪的吸引力是这么的大。可以说比地心引力还大。只要一陷入这有形有色的世界（包括念头）我们就迷路，看不到周边。

再用计算机或档案的比喻来说。就好像我们把全部人生的经验，通过程序浓缩到档案里，而忽略了档案后面的软件、硬件，甚至档案与档案之间的空当。其实，正是通过这些种种架构的背景，一个档案才得以成立，发挥它的作用。而且，我们还忘记——一个计算机档案，正是因为它符合某一个分门别类的逻辑才得以存在。一旦我们换一套逻辑，原本的档案就不存在了，档案的内容也就变更了。

内容跟逻辑的架构，其实是密切相关的。逻辑变更，内容当然也跟着变更。假如我们看这个宇宙，从一个局限而相对的线性逻辑，变成一个无限大的绝对视角，一切所看到的，当然也完全不一样了。不光不一样，我们生命的潜能也就改观了，变成无限大的可能。甚至包括还没有成形、还没有变出来、还没有生出来的潜能。

但是，因为我们受到脑和语言的限制，被一切所看到、所体验到的

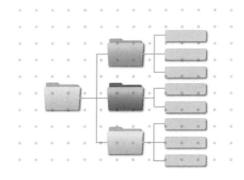

　　这个生命的内容，我们也可以把它当作计算机的档案（图里的大小方块），而人生的背景也就是后面的计算机架构（图中的小点）。必须依赖计算机的硬件和种种架构，档案才得以存在。而我们脑的运作，离不开目录一再细分的线性逻辑（也就是图中连接方块的线）。人生的档案，就这么分门别类地存放到记忆里，才可以随时调得出来。另外，通过这个图也想表达——任何念相，还是离不开一个局限的有条件的意识。要汲取生命背景所带来的无限大的、没有条件的意识，一定要通过档案和档案之间的空当。

形形色色绑住了，认为这就足以表达一切。反而忘记了所看到、所体验到的我，是整体的很小一部分。我们的故事，也只是一个不成比例的小小部分。

　　更有趣的是，我们人生的故事或档案，通过脑的分门别类，一定要有个空间和时间的观念，才能够出来运作。两方面都需要"动"，才可以体会到。这个"动"不完全靠肉体的"动"，还包括思考所带来的"动"。这个时空所带来的动，离不开时间的观念。

　　过去，就这么持续到现在，再延伸到未来。我们全部的人生经验，也当然离不开时空的范围。人的脑和动物脑最明显的不同，就在于人类有时空的概念，可以把时空连接起来。不光是可以调出过去的记忆，进一步做个信息的整合，还可以投射到未来，作为将来行事的基础设定。这，也是人生痛苦的一个主要起点。

回到计算机档案的比喻，全部的生命，可以说是人生的档案，再加上全部的无色无相的背景。站在整体生命的角度来谈，我们随时都领悟到，是通过这个背景，才有前景。通过"没有"，才有"有"。从"不动"，才有"动"。

11. "存在"与"作为"之别

我们一生，没有离开过"动"的状态。

因为对现在的状况不满，我们不断通过"动"或作为来找到一个完整、完美、满足的我，合并在这个时空上，做一个追求和变更。我们通过这具身体，可以变动、转换空间，可以摆布后果；通过念头，可以转换时间。因为我们随时都对现在不满意，所以一生的规划都在期待别的那里、别的瞬间可能带来更好的未来。

最有意思的是，连大多数自称为修行人的人，依然在通过"动"，比如说努力地追求、在静坐下功夫或苦修，想"作为"或"成为"圣人或是成道的人。也就是认为——连"道"都是可以得的。然而，得，还离不开"动"，更离不开"做"。相对来说，一般人也期待有所作为，想"成为"一个有用的人、聪明的人、有名望的人、有财产的人，甚至可以"成为"一个快乐的人。

这些种种的"作为"或"成为"，还是离不开我们对人生的不满。认为通过"动"，可以改命。它本身还只是映现了我们对生命不全面的理解。也就是说，我们一般人（甚至修行人），依旧以为一切的生命只是这外在世界所带来的经验。没想过这其中是有矛盾的。这矛盾就是我们把念相当作真实。

仔细观察，我们每一个经验，任何体验，都离不开念相。连看到、碰到、闻到、听到……好像是真的一切，也只是感官所传出来的信息，而我们把这个信息当成真实。最荒唐的是，这个信息本身，还是通过"动"所取得的。不光动，它还需要对立、分别、比较，才从"没有"变成"有"，把"虚"变成"真"。也就是说，我们通过"动"，只是把一个虚的东西，转成另一个虚的东西。所以，通过"动"，根本不可能离开虚的世界。

讲到这里，就让我分享人生最大的一个机密。

其实，我们从出生到离开，不断地活在"动""成为"的前景，反而忽略掉了更重要的——"不做"，也就是轻轻松松地存在。只有轻松地存在，一个人才可能进入无色无形。反过来讲，连"进入"都是错误的表达。因为无色无形本来就存在。它是生命的基础，也可以酝酿出所有的有色有形。

这么说，连"不动"也都是错的表达，受限于表达的限制而不正确。存在，不是"做"的相对，只是最原始、最直观的知觉，是在任何念头的前面已经存在了。甚至，在任何感官经验到它之前，它就已经存在了。它本身包括一切，不光是无色无形，还包括一切意识的现象，也就是我们所体验到的生命。

这个最原初的知觉，没有受过制约，而且跟任何条件不相关，也就是我们前面提到的"无条件的意识"。

反而我做、我想、我认为、我判断、我感受、我成为……就有了念头、有了解释、有了判断，就受到过去、现在、未来的时空的制约，所以也离不开时空。也就是前面介绍过的"有条件的意识"。

时空的观念就是从这种意识延伸出来的。跳出时空，也就是解脱，也就是把最原初的意识找回来。

通过"存在"，轻轻松松把这个最原初的意识找回来。不可能通过任何时空所带来的"作为"（比如说，再怎么努力思考，采用多突破的观念）而得到。

这原初的知觉，本身有个独立的存在。这个原初、轻松而清醒的知觉，甚至跟我们在不在都不相关。即使没有物质，它还存在。从宇宙无始以来，从来没有生过，也没有死过。它跟时空不相关。但是，没有它就没有宇宙。我们也只能称它"就是"（as is）。

它甚至不能用"主体"（我）跟"客体"（看到的东西）的架构来描述，跟我们念头所创出来的局限的客体意识（object consciousness）完全不一样。有趣的是，这个最源头的意识，也可以称一体意识，跟这个有概念、有局限、有客体的平常意识，其实一点都不是对立的。我们一直都有这两个意识，只是通过过度的思想把它盖住了。

所以，存在也只是站在最原初的知觉，看这个世界。就连"谁看""在看什么"都跟这个意识不相关。我们听到这些话，会感觉到一种矛盾，而这个矛盾是脑在有限的逻辑里建立出来的。只要把思考挪到旁边，用心去听这些话，自然就可以理解，可以听进去了。这也是前面提过的，通过这本书，我想跟大家分享的最大的机密。

假如我们称人生一切的状况为前景，那么，存在可以说是让我们观察到的背景再加上前景。

只有通过存在，才会体验到一体意识，又可以体会到万物的万有与百态。也只有通过存在，才可以跳出我们人类设定的前提、因果的包袱。甚至，它是唯一的方法，让我们轻轻松松跳出人间。正因为这样，古人才会用"因地"来表达存在。从这个因地，万有可以延伸出来，也可以回到没有。一切的矛盾，也就这样消逝了。

我们不只是客体意识

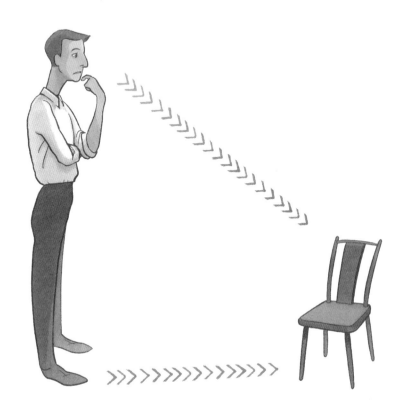

　　我们用日常所用的意识来看这个世界，是离不开客体意识的架构的。也就是说，我们把任何人、事、物当作客体，而把自己当作主体，作一个区隔。就像这张图，左边的人是主体，知觉到右边的椅子（客体）。要表达任何人生的故事，都离不开这个主体客体分别的架构。其实，我们不光是客体，也不是主体，更不是观察的过程。我们也是另一个更深的层面，就是不受制约、没有任何条件、不分别的一体意识，也就是本性、上帝。它不能用任何局限的观念、客体来描述。

它是解脱的门户，也是我过去多年来提过的意识的"奇点"，让我们超越，超越人间的痛苦。

因为"因地""存在"随时都在，所以我才敢说——存在，也是找回全部的我、全部的你，比任何动作（更不用讲功课了，包括呼吸）更直接、更轻松、更简单。这是最不费劲、最原初、没有"动"的动力，没有行为的行为。它不是"作为"的对立。因为它包括一切。所有我们意识可以形成的理解，可以延伸出来的理解。存在，包括无限大的永恒的意识，又同时包括任何有局限的色相，包括你，包括我。

因为它就是那么简单可以理解，却又不符合人类分门别类的逻辑。所以，也可以说，为什么只有寥寥几个人可以真正体会到——一念转变，存在就到家了。我们就轻轻松松看穿了因果的制约，让我们轻松回家。

也因为如此，历史上的大圣人都承诺过——"道"是到处都有的，却是得不到、做不到、追求不来的。它不是通过任何动、行为、功夫所成就的。反过来，比较正确的说法是——道，来道我们。恩典，来恩典我们。宇宙，来灌顶我们。跟你我，都无关。

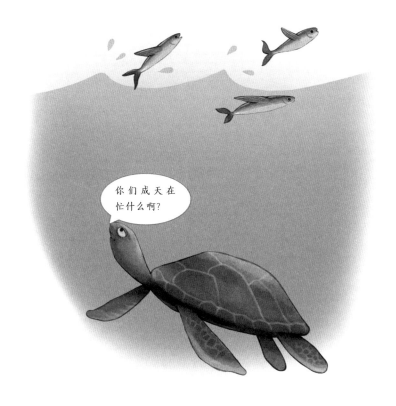

　　外在的世界，包括全部的念头和烦恼，就像图中海的表面，好多波浪，鱼儿们都在快速地"动"。深广的大海，代表生命的背景，而乌龟轻轻松松地"在"。我们也一样的，通常忙得很，充满了紧张的能量，离不开念头的活动，带给自己许多烦恼和痛苦，反而忽略了生命更大的一个层面，也就是生命的背景。站在这个背景，自然会问——"你们到底在忙什么？"

第二卷 走出身份跟『我』

人生，离不开身份跟"我"。我接下来，想从另一个角度来探讨人生的问题，而人生最大的问题，就是不快乐。找到全部的你，也就是找到全部的生命，也就是找到快乐。接下来，我想进一步分析人为什么那么不快乐，这个根源是怎么来的。有了这些知识，面对人生，我们才可以进一步找出解答的方式。

1. 到处都不愉快

人间，本身就不快乐。

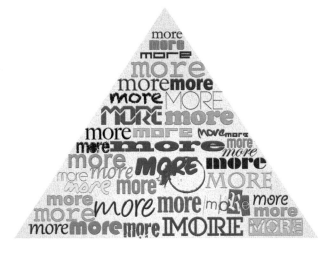

我这里用英文 more（更多），来表达这一章的观念。一个形相会演变出更多形相，而我们只要接触形相，就会想要更多。不管是更多的念头、更多的形式、更多的物质、更多的情感、更多的名誉、更多的权力、更多的一切，永远不会满足。

我到今天，很少看到任何人真正快乐。我倒是见过很多人认为自己成功，或是在社会眼光下算成功——有财富、有名气、有地位。但是，这些人总让人感觉"有了越多，越不快乐"。

　　一个小孩子，从出生以来，开始懂事，进入教育，就开始不快乐。等到长大，更不快乐。成人，反而更没有安全感。为人生的安排规划，不断地追求。追求更好的生命、更好的未来、更好的婚姻、更好的事业、更好的种种安排，这都是我们每一个人期待的更好结果。

　　但是，这个最好的结果，是永远得不到的。我们仔细看一下，一个人是永远不会满足的。我们只要有名利地位，就想要更多，永远会想要更多。有了越多，烦恼也越多，更不快乐。

　　这个不快乐的现象，通过科技的发达，也只会愈演愈烈。我们现在的人，每一个人同时都被多重的观念和任务给绑住。因为信息来源的方便，我们可以快速转变念头，认为可以同时兼顾不同的责任与角色，以为自己可以在同一个瞬间扮演不同的角色。

　　这个快，可以说是不可思议的快的步调，同时带来过去想象不到的危机。我们总觉得在这个世界不适应，随时在一个高压的状况下活着。因为人跟人之间的关系绷得很紧，总是会让我们认为不顺。不管是家庭、朋友，或是一般的工作环境，都让我们受到创伤。

　　每一个人都认为过去受到委屈，别人对我们不理解、不谅解，还带给我们加倍的伤害。

　　痛苦的、流泪的、失望的，对一切绝望的种种经过，我们每一个人都体验过。我们也往往认为，这就是生命所带来最普遍、最平常的境界。

　　不快乐，我们可以称"不快乐"是文明带来的疾病，是我们大家共同所面对的最平常不过的境界。也可以说，不快乐是我们人类演化所面临的最大危机。

　　把自己找回来，就是把快乐找回来。那又要怎么做？怎么得到快乐？我会继续说明。

2. 建立身份

身份，是一切"不快乐"的来源。

人一出生，就已经离不开社会、家庭所带来的制约和约束（conditioning）。光是从父母给我们的名字，我们就被这张文字标签锁定了一个身份，建立了一个后天的"自己"。

我们很早，甚至还是婴儿的时候，就学到分别和区隔，学到了孩子和父母是不同的角色。父母会给我们带来安全、生命的自主与满足。做孩子的我们，就可以期待得到饮食、饱暖，得到保护。

有了兄弟姊妹，我们又理解了，原来手足的身份和我这个人的身份不同。而且，在父母的眼中，他们的身份和我个人的身份又有许多地方不同。通过玩耍，我们自然会认出某个玩具是"我"的，还会跟别人的比较。通过玩具的大小、颜色、功能、好不好玩，我们就学会了建立自己独立的身份，和兄弟姊妹、邻居的孩子区隔开来。也通过比较，自然也会跟父母要求比较"好"、比较"好玩"的玩具，在一群小孩子中，确立自己的身份。无形当中，把这个玩具当成很重要的一部分，把这个身份当作自己。再懂事点，自然就会分辨出什么是父母期待的表现、态度，为了满足父母的期望，自然就锁定一些行为来展现。通过这些种种互动的分别，我们很小就认识了自己在这个世界的身份和在家庭中的角色。

上学后，我们的身份认同就更巩固、更坚实了。我们变成了一个班里的一个同学，一个要表现得比别人好的学生。我们学会了要努力用功，在老师和其他同学面前要表现出可以得到认可、赞许的一个样子。这种身份，是最受大家欢迎的。

那时候，我们也已经懂了，懂得了快乐和不快乐。很自然的，我们发现在家里，有些行为会受到周边人的欢迎或排斥。受到欢迎，会强化我们的身份，会让我们更趋向那个样子。反过来，也有许多互动让别人不满，甚至排斥。这些都会让我们觉得不愉快，一样会强化了个人对自己、对别人的负面认同。

等到进入青少年期，其他人的身份已经愈来愈坚固，而"我"这个人也只是社会林林总总身份的一部分。这个身份的定位，和"我"未来在社会要扮演的角色也分不开。"我"未来想要扮演的社会角色，已经被自己指定的身份绑住了，也就是反映"我"对我自己的认同。

这个认同，是在个人的特质和环境互动中逐渐定型的。如果我刚好擅长体育，在别人眼中是运动明星，我也会想往体育方面去发展，觉得自己应该可以成为好球员或是优秀的运动员。假如我个性内向，宁愿安静读书，逐渐也就成为大家眼中学习好的孩子，自认为日后就应该成为学者。倘若我外貌或身材出色，得到了同辈的关注，我也就更注重打扮和外表的修饰，好继续得到外界的肯定和特殊待遇。甚至，如果我个头比较瘦小，玩耍总是争不赢，或许我会变得退缩，避开需要跟人竞争的情况。

从特质，经过与外界的互动，一个人在无意间得到了鼓励或否定，而指派给自己一个未来的角色和身份。所以，很多年轻人会想当医生、护理师、老师、家长、企业家、歌手、明星、学者、工程师、技师……离不开他自己所指定的身份，也反映了他对自己的认同。

很有意思的是，华人对身份特别重视。也许这就是儒家思想的影响，认为每个人在社会上都要有他的角色，他的身份。但是，这个角色和身份似乎已经合二为一。这一来，每一个人都离不开社会上所扮演的角色，而个人在社会上扮演的角色，又自然变成身份很重要的一部分。我们常见到——人与人之间的称呼，都要挂上一个身份来鉴别。而且这个身份多半离不开角色，例如：王教授、李老板、邱董事长、林副总、卢总、张指挥官、陈工程师、杨老师、王同学、李小姐、林哥哥、陈小妹……也可以说，从这个称谓，已经定出了这个人在社会所扮演的角色。

有趣的是，别人这么叫，自己也很理所当然，自己都被别人口中的身份和角色给迷住了。好像不这么称呼，就看不到这个人。然而，人被这么称呼习惯了，如果没听到，还会浑身不对劲。人家叫我杨老师、李老师，我就是老师的身份。那么，就要有个当老师的样子。更有趣的是，换了一个角色，还要让周边的人跟着调整称谓，来确立这个新角色。有时候，这么确立还不够，还要昭告天下。

反过来，我们对别人也是一样。用一个称谓"框住"对他的看法，而这个看法其实是过去以来种种印象的积累。最可怜的是，我们每一个人对别人一点都不客观，都是从过去的制约来投射出这个人的角色，并限制了我们对这个人的期待。在东方社会，这个情况特别明显，人就是会对有身份的人另眼看待。

接下来，我要继续谈的是，为什么一切的不快乐，全都和身份的认定有关。

3. 任何身份，包括"我"，也都只是念相

个人的身份，包括"我"，是人类演化出来的念相，也是一切痛苦的根源。

我们每一个人都曾经是婴儿，也都会同意，婴儿时期是一生最快乐的时点。不光如此，每一个人都喜欢接触婴儿，婴儿反映出我们思考发展最直接、最原始的阶段。婴儿没有思考的能力，也可以说，没有念头时，一个人反而自然有了快乐，而这个快乐不需要通过观念的思考才能带来。

一只动物，狗、猫，其实跟婴儿很像，它的思考流程很直接，不是经过复杂的念头来决定行为。一朵花，任何其他有生命的万物，也都是如此。有知觉，而这知觉带来很直接的反应。

只有人，通过上千年、上万年，甚至更长的时间，才懂得用思考来作分别，衍生出更高层面的逻辑，来面对这个世界。上万年的演化带来的这一转变，确实是人类这个物种的特色，让我们脱离"无思无想"无能思考的状态。由思考推动出的进步与发达，也就是我们的文明。

所以，人跟动物、植物……远远不同，我们通过思考可以规划、可以累积知识和经验，可以从经验中学习，进一步组出新的观念，还可以规划、

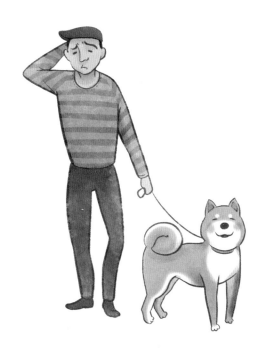

　　只有人，才有过去未来的观念。也只有人，会带来没完没了的焦虑烦躁。除了人以外，其他的生命自然活在瞬间——"这里！现在！"所以，跟动物、植物接触，一个人可以把全部的生命找回来。

安排、左右未来。

可惜的是，这些种种的念头、思考，到头来，摇身一变成了我们的现实。从一个不存在的念头，我们进入了一个虚拟现实。它本身会活起来，成了另一个生命。我们人，有本事在一个简单的状况上，再加上很多层次的考虑。不光是参考过去所经历的状态和经验，还想预测未来的后果，也就把原本简单的状况复杂化了。

这些种种的考虑、投射和预测，让我们不断地过不去、反感、抑郁、恐惧，好像俄罗斯娃娃一样，在身体上又加了一个身体，在头上再加了一个头，到最后根本忘了原本只是很小、很简单的一个状况。这个额外的头和身体，好像变得跟真的一样。我们可以说，一切烦恼，都是过度思考所带来的。

回到身份，这也只是念相所创出来的。身份，任何身份，也只是念相组合的。我们通过念头，自然产生种种区隔、分别、喜恶。于是把原本不存在的一切给凝固了，变成每一个人的身份。身份，又离不开"我"。"我"的存在，是要跟别人、跟环境区隔开来，才可以成立，进而存续下去。没有跟别人、跟身边的环境区隔，"我"自然就消失了。有意思的是，连这个区隔或隔离都离不开思考，甚至就是念头创造出来的。

"我"其实就是个人的身份。这观念是从很小、很早就建立起来的。

就连我们前面提过的婴儿，在跟环境的互动中，也已经开始慢慢建立一个独立的"我"的概念。从一开始，只是追求生理的满足，要食物、要饱暖、要喝水、要休息。渐渐地，从身体的满足感，逐渐导向情绪和思考的满足。母亲的一个动作、父亲的一个声音，主要照顾者的一个反应，自然会落入婴儿的思考范围，影响到他对自己、对他人的看法。"我"的观念，就是在这些互动中自然产生的。通过多年的成长，

"我"的身份就这么卓然成形了。

没有思考，是不可能有"我"的。可惜的是，我们大家都以为——一定要有"我"，才有生命。或者说，必须要有"我"，生命才有意义。这一点，是错误的观念。

其实，我们再怎么努力去找"我"，是找不到的。我们指称"我"时，通常会用食指往胸口比着，也就是心的位置。这是表达"我存在"很直观的方式。

但是，假如我们继续观察这个存在的"我"，会发现它不只是这个身体。我想表达的是，全部的我，包括我印象当中的"我"、念头的"我"，远远超过这个"体"。也就是说，这个印象的"我"远远超过肉体的我。一般来说，"我"，还包括一切的经验、情绪所带来的满足、伤害、伤疤，以及别人所称赞、所看到的我的形象。

这些，还是离不开念头所带来的虚拟现实。说它不存在，它又存在。说它存在，却又找不到。这个虚拟现实，却有决定一切的能力，决定了我快乐不快乐、满足不满足、有成就没成就，让我们不断地对人生有追求、有期待。随时都让我们认为人生就是要追求比较完整的我、比较完美的我。这完美的我通常是通过物质，以及财富、名气、地位可以找到的。

比如说，当学生的人，就要通过学习，完成"我"的教育。受完教育了，"我"又希望找到一份好工作，完成美好生涯的第一步。进一步，又希望找到一个好伴侣，把"我"变成更完整的"我"。有了家庭，"我"又延伸到孩子身上，希望他们能够完成"我"对他们的期待。这一切，可以再进一步完整"我"。一直到人生的最后一口气，"我"始终只是种种过去所累积的念相，不能讲它是真的有。因为人生的这一切经验，已经过去了，我们只是通过念相把它找回来。所以，"我"是个大妄想，是我们无形当中，被这个念相绑住，看不出来它的真实。

但是，千万不要小看"我"的力量。为了生存，"我"一定要取胜，要在人生中得到我的地位，占领生存的地盘，还要跟别人区隔。通过区隔，"我"才可以生存，而区隔的方法不见得友善、不见得和谐。拿人类历史来看，几乎都是抗争对立的。"我"的生存，是需要摩擦，甚至冲突的。进一步观察，连一个念头都是通过比较、摩擦才可以产生的。更不用讲"我"也是靠种种的对立——跟生命对立、跟别人对立、跟自己对立，才能维持下去。而且年纪越大，越坚固。越可能忘记一切的"我"都还只是一个虚拟现实。

这么说，我永远不可能满足的。有了财富，就要更多财富。有了名，就要更多名。有了利，就要更多利。掌了权，还要更多权。永远不可能满足，最多只可能满足一时。得到了，接下来又自然会期待更多，还要期待不一样的。因为它本身就是从人间的变化中取得的，而任何变化所带来的境界，都是短暂的。

4."我"永远需要更多

我，永远需要更多。再多，也不会满足的。

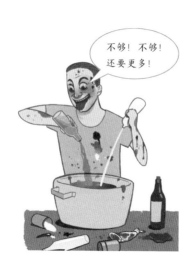

形式生出形式，形状生出形状。我们从来没有离开过形状，连个念头也只是个念相。我们认为这些形相都是真的。这张图，用瓶瓶罐罐所装的各种东西，来代表形相。人把一瓶又一瓶的东西，往自己的桶子里倒。就像我们总是想用形相来完成、圆满这个"我"。但是，怎么加、怎么抓，都没有"够"的一天。

"我"其实是一个没有任何实体的观念，"我"完全是虚的。然而，光是这么样一个无常而相对的念头，就把我们一生都给"骗"了。"我"

会让我们以为是个单独的体。也就是说——我们一生，都以为真的有一个"我"，而"我"可以通过一个体，不光是跟周边，还可以跟自己互动。这个体，又有一个物质的肉体和心理的念头层面，彼此交错，而相互强化。要养活这个"我"，不光从物质层面伺候，也少不了心理的滋养。讲白一点，"我"永远需要更多，多了还要更多，更多还要更更多，不可能满足。

站在肉体的物质层面来说，我们可能认为自己年轻、年老、高、矮、男、女、漂不漂亮、帅不帅、健康还是没有元气……这些都会建立一个"我"的观念。我们大多数人通常不会认为自己完美，所以要花时间养生、治疗、健身、打扮，才可以打造出一个理想的身体。

而这个更理想的身体，本身也加强了心理层面的"我"，建立一个更完美的自我形相。换个角度来说，一个小婴儿，懂事之后，就开始作比较。他可能跟其他小朋友炫耀"我家比你家大""我的玩具比你的贵""我比你更高、更壮"……再长大一点，这些比较，上升到更复杂层面的思考："我比你聪明""我比你活泼可爱""我的朋友比你的多""我比你理性""我比你更感性""我比你有天分""我比你赚得多""我比你更有名气""我比你地位高"……

好玩的是，虽然一栋房子、一辆车子，在物质世界上是存在的，但是这个物质世界的房子、车子，还会转成一个心理层面的念相，从外在世界进入内在世界。通过这个念相，一栋好房、一辆好车，又变成我们的身份——"我"的一部分。从一个外在的客体，通过脑的运作，转化成一个心理的客体。接下来，我们的"身份"，也就是自己，也就离不开它了。这是很有趣的。

同样的道理，连饮食都可以成为"身份"的一部分。比如说北方人爱吃面食，台北人喜欢小吃。无形之中，连饮食都成了我们很重要的一部分，也同时影响到我们心理的状况。我相信，每个人都认同，饮食在某种层面有心理疗愈的效果。不光是满足肉体的需求，还能在短时间满足某个心理需求。举例来说，有些人怎么吃都吃不饱，其实是心理的需要，不见得是身体还在饿。好像是通过饮食，我们都在某个层面满足自己。其他任何身体的需要，包括性，也都离不开心理层面的需求。

从下一个层面，也就是心理的层面，那更有趣了。我们自然会重视别人对我们的看法。通过别人的看法，进一步建立自己的身份，也就自然产生了地位排序的观念。一般是通过物质，比如更多钱、更多财富，来达到某个地位。就好像通过别人的看法或自己所认为的地位，才有生存的价值。荒谬的是，我们每一个人都在追求物质，想达到个人的目标。通过种种的物质，确实会造出一个"我"的幻相，并在短期内得到满足。但是，最可怜的是，这个满足感很快就过去了。然后，我们还要再找更多，才能满足。无法再多，就换个新的目标。一样的，这还只是不断地在强化"我"的观念。

更有趣的是，就连放下一切去修行了，类似的念头也忍不住会冒出来。"我修得更好""我懂得更多、更高深""我慈悲心愈来愈大""我好像境界越空灵了""我也许更开悟了"……这些随时爆发出来的念头，也一样不断地强化"我"。

不仅如此，这个"多，还要更多"的观念，不完全是友善和谐的。并不是只带来正向的滋养，大多数时间都是负面的。大部分情况，养活"我"，就要不断让它抵抗，让它反对。反对越大，"我"的观念越强化，可以成就一个很特殊的"我"，甚至一个不愉快的"我"。

千万不要小看"我"的反弹力量。有些"我"一辈子都在抱怨、孤独、悲伤，认为自己是受害者。其实，这种"我"是更有机会存在的，而且很难转变。我相信，我们每一个人进一步反省，会发现自己都符合这些状况。

为了生存，这个"我"要不断地强化自己。抵抗甚至反对，也只是强化"我"的一个方法，通常相当有效。进一步说，不光"我"是对现象的一种抵抗。任何念头——不管多轻松、多深刻的观念和看法——也只是一种阻抗和抵制。假如没有这个抵制，也没有念头好谈的；就算有了念头，它也留不住，没有任何后果。

"我"还不止于个人的范围，还可以有一个家庭的"我"。一个族群的"我"、单位的"我"、机构的"我"。还有文化的"我"、社会的"我"、民族的"我"、国家的"我"、人类的"我"。这各式各样的"我"，也只是把"我"巩固，从个人扩大到一群人，甚至是一个架构严密的组织。这些"我"包含再多人，也都是在追求一个更大、更完整的身份，不光为了眼前的生存，还希望可以永续，可以繁荣兴盛。

业力，是集体的制约，也就是个人制约的总和

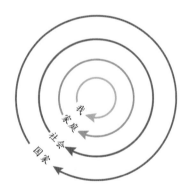

地球的历史，也只是个集体的制约，是通过个人、家庭、族群、社会、国家所建立起来的。人的历史，可说是上千甚至上万年的痛苦，从来没有离开过集体的制约。

为了能独立生存，不可能跟其他的单位、机构、国家没有对立。总是想证明自己对，别人不对。或是自己做得好，别人做得不好。站在国家的角度，这些冲突也可能造成战争，或其他的暴力。国与国之间的纠纷、冲突，甚或是战争，都是从主张"我"的角度引出来的。

　　站在旁观者的角度来看，这一切根本不可理喻，用疯狂形容也不为过。可悲的是，我们有史以来，到今天所发生的一切悲惨和人类的全部痛苦，都是来自"我"所造出的疯狂。

　　我想进一步谈，为什么"我"其实是靠不住的。

5. "我"跟念头都是无常的

"我"跟任何念相一样,都是无常的。任何有色有形的东西,包括念头,都是无常的。

这句话离不开物理最基本的定律:只要"有",早晚一定消失。我们同时观察身边的大自然,也只是如此。有形状的东西都会变形,不是生长,就是退化,甚或消失,差别只在于时间长短。我们仔细观察念头,也只是如此。会生,也会灭。

回到"我",我们也可以说——连"我"的观念也是无常。我们所得到的任何东西,没有一项可以让我们得到一个永远满足的"我"。有了名气,自然会想要更多。就连财富,也是一样的无常,早晚也是要消失的。我们想要的东西消失了,一定会伤心。一份关系,不管再亲,也只是带来短期的满足感。但是接下来,它就落入了无常,同样要跟着无常的定律走:会结束、会变更、会转变、会消失。人生的全部经历,一样的,都是无常。所以,任何处境、经验、想法、情绪、念头,都一样靠不住,不可能为你带来永久的满足,永久的成就。

进一步想——我们想找到的人生答案,是永久的,甚至是无条件而永恒存在。站在意识的层面,它不受任何条件的约束,本身就可以成立。然而，任何形相所带来的，一定是通过条件组合而成，从因果衍生出来，也会生，也会死，也会消灭。一个有条件的意识，不可能衍生出一个无限大的永恒的意识。在形相上追求永恒，是不可能靠得住的。

假如任何经验，或是任何处境、生活状况都没办法为我们带来人生的答案，那么，到底有没有任何东西可以靠得住？有没有一个真理是可以追求的？

我想，这是每个人这一生都要面对的难题。

其实，只是看穿这个"我"，看出它怎么运作，怎么壮大，就已经把部分人生的答案找回来了。也就是说，轻轻松松地看到"我"，它就已经开始消退了。

## 6.	"我"跟任何念头，也只是局限的

"我"跟任何念头，是靠条件才可以生存的。那么，没有任何条件，"我"或是生命还可以存在吗？

这一切所归结出来的"我"，其实都是局限的。我们可以称它为"小我"。

这个小我，也只是一个念头所组合的。它跟任何有形有相的色相一样，不断地在生起，也不断地在消失，是靠不住的。它就是生命的前景。

假如小我是念头组合的，一切都是念头组合的；假如，我们突然没有念头；那么，这一切，小我，还会存在吗？

最不可思议的是，这个"我"自然会消失。念头就是它的养分，推动它运作的燃料。只要没有念头，不可能有进一步的我和别人的区隔，"我"的念头也就自然消失掉了。也许，更重要的问题是——假如这个"我"消失了，生命还存在吗？

最大的遗憾是，我们不会去体会、不会去想、不会去探究、不会去追这个重要的问题。通过生活的快步调，每个人都落在一个"作为""做"的境界。不断地追求成就，希望强化我们生命的条件，认

为这样子可以把真正的我找回来。这个追求、完整，必须要时间，是未来的成果，倒不是现在可以取得的。甚至，一般人绝对没有时间停留在现在。因为正忙着用"现在"，来追求未来那个更满足更完整的"我"，哪里有时间留给现在。最奇怪的是，就连通过修行都还在追求，好像"成道"是可以追求来的。通过种种的"更多"，可以圆满这个道。更可惜的是，也都还认为这些追求需要很多时间，一年、十年、一辈子、好几辈子，是个未来的成就。

这里我要再一次强调——"我"的观念，也就是任何念头，离不开时空。本身就是通过其他种种条件才聚合而成的，并没有一个独立的存在。也因为要依赖别的前提和设定，"我"当然是无常的。任何形式都是无常！任何形式都是通过条件而得到，也同时会通过条件而失去。

一般人会停留在因果的线性逻辑所带来的限制。我们总是认为，有因就有果，这两个是相对相成的，但这些也只是意识层面的一小部分，也就是有条件、有局限的意识所产生的。我们全部的理解，或许用语言或思想可以传达部分。但是，小我也只是有条件的意识的一小部分。它离不开因果。

前面曾提到，还有一个意识，比这个有条件的意识远远更大，没有受到任何条件的约束，本来就独立成立。它只是清楚而轻松的知觉，从"没有"随时衍生出来，而不允许任何比较、分别，甚至不容任何语言念头来描述形容。这个最源头的知觉，我们也可以称之为"存在"，是从生命的因地所延伸出来的。我们可以把因地当作生命种种还没有生、还没有死的潜能来看。

从因地，生出一切有形有色的现象。而且，站在整体来说，这些有形有色根本就不成比例。

用个比喻再进一步延伸，生命就像大海，人生就像从生命的深海所衍生出来的泡沫。我们站在这个泡沫中，认为自己的人生就是独立的存在，并通过"我"的观念把这个泡沫越养越大。然而，总有一天，这个泡沫是会破的。消失了，它也只是回到这个不动的深海。泡沫跟泡沫之间（我、你跟别人）产生的互动，好像成了我们人生的故事。也就是说，从无限大的意识海，非但衍生出有局限的我，有局限的你，也把生命局限住了。

这些观念，我相信每个人都可以理解。但比较想不到的是，这一个无条件的意识，竟然可以与有条件的意识同时存在！也就是说，"空"跟"有"可以同时存在。进一步讲，空就是有，有就是空。

我们认为可以得到、找到并取得真实。根本没想过，生命的根源不光包括有形有色的现象，它其实包括无形无色的一切。这一切，是我们用有限的语言或逻辑没办法衡量、描述的。

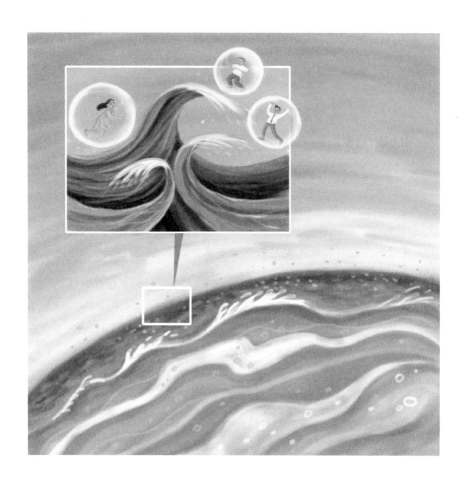

　　人生就好像泡沫，而每一个人的泡沫又不一样。泡沫和泡沫之间的摩擦和冲突，就强化了"我"。站在整体，人生的泡沫根本就不成比例。就像海表面的波浪，虽然不停地"动"，但跟不动的深海相比，那起伏只是很小的一部分。可惜的是，我们看不到比这小泡沫更浩瀚的宇宙。

7. 通过"我"看生命

我，一点都不客观。我，从来没有客观过。有了我，就不可能是客观的。

虽然前面提过，我这里想再强调一次——生命本来是很好过、很单纯的。一个瞬间，再接着下一个瞬间。从一个瞬间，再转到下一个瞬间。然而，通过"我"，我们会把一个很简单的生命状况扩大，让自己完全过不去。

通过这样强势的"我"来看这世界，会发现样样都不客观。"我"像个过滤网，会扭曲一切——一切我们所体会、所看到、所经验的。把这一切，带到一个幻觉的层面来分析。然而，这幻觉正是"我"制造出来的。

最有意思的是，这个"我"对样样都有看法，不断地在分析、判断、抱怨。没有一样东西会被"我"放过，"我"都有意见。我们前面也提过，这意见通常不是正念的意见。它会勾结我们的萎缩体，把事态闹大。把一个瞬间变成一出戏。通过种种过去累积的印象，再投射出最坏的可能性。

比如说，我们跟另一半约好，结果对方没有准时出现。我们在那里干等，可能心里忍不住开始抱怨："这个人从来不会准时，一点时间观念都没有"。再多等几分钟，心里就开始猜测："他是不是有了别人，一点都不重视我，我还是跟他分手好了"。再十五分钟："我该不该打电话，算了，他又不是小孩，成天要我管？"再十五分钟："不对，他是不是出车祸了？"这一连串的念头，都偏向负面的念头。我们人，就是有这种把小事变成大事的本事，每个人都一样。

反过来，假如我们客观地看每一个生命的状况，都会发现，再怎么困难，它本身是很单纯的。那个瞬间过去了，就没有了。再怎么痛、再怎么悲哀，也就是在那个瞬间发生。接下来，就消失。放不过，是我们自己的念头通过过去的记忆，把很多相关不相关的状况拧在一起，作很多层面的链接。并通过这样的链接，不断地投射到未来——要怎么去规划、该怎么防患未然。

我们每一个人都把自己的生命跟"我"和"我的身份"绑在一起。还认为，没有"我"就没有生命。通常，我们在说"生命"或"人生"的时候，指称的也不过是生命的状况、生命的表相、生命的故事内容。然而，这些种种的生命状况，正是通过"我"或念头的探讨，而变成了"我的生命状况"。正是通过"我"的过滤，这些状况变得完全跟生命分不开来。

每一个人无形当中都把"我"和"我的生命状况"混淆了，变成同一件事。通常在讲"我"的时候，其实在含糊地指称"我的状况"或"我的故事"。而"我"一生的故事，跟任何人的故事都不一样。"我的故事比你的更精彩""我的委屈没有人可以理解""我是怎么样牺牲奉献""我失去了家庭，现在又失去了朋友""我这辈子做到这个位置""没有人的家庭像我家这样悲惨""我受的伤多深""我经过了数不清的悲痛"……这些故事明明都只是"我的故事"，却不知不觉变成了

"我"怎么来的？

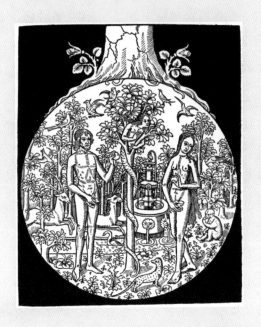

"我"的观念怎么来的？也许最古老、最直接的文献，就是《圣经》里的亚当和夏娃的故事。

在这个故事中，亚当和夏娃的互动本来是很单纯的，没有进入一个思考的范围。后来蛇引诱他们，说吃了分辨善恶树的果子"你们不一定死。因为神知道，你们吃的日子眼睛就明亮了，你们便如神能知道善恶"。亚当与夏娃选择了相信蛇。吃了一个苹果，造出了一个思考的过滤，有了判断、有了好坏的观念，突然体会到男女之间的区别。对赤身裸体感到羞愧，便开始遮蔽自己的身体。

我们现在都只把这故事当作比喻，但它其实是有深意的。人本来无思无想，突然经过念头思考，让我们追加了一个体，也就是"我"的体。一切接下来的"罪""咎"也就是这么来的。修行，也只是把这个最源头、无思无想的境界找回来。

图片出处: Adam and Eve, 1505 (1964). from Antoine Vérard's Bible en Francoys, A print from *A History of Wood Engraving*, by Douglas Percy Bliss, Spring Books, London, 1964.

我，定义了我，都成为定义"我"的生命的很重要的一部分。让我们不断地把生命的现象，当成了真正的生命来看。

进一步说，生命本来是包括一个更大的架构。在这个架构下，生命的种种状况才会发生。也就是说，生命包括两种意识：一个就是我们局限而有条件的意识。它，确实跟我们的人生故事是分不开的，也就是前面提过的人生的前景，不断通过因果而成形。它也是通过相对、比较的逻辑，也就是我们脑的分析逻辑而建立的。但是，除了这一部分，我们还有一个更大的意识，也就是我们提过的生命的背景。它是个一体意识，就是个轻松的知觉，不受任何条件约束。它是永恒、绝对的存在，跟人生的故事不相关。而且本身就不需要作任何分别。但是从这个背景，又允许任何前景、任何人生故事的演出。

同时存在这两个意识，也就是把全部的生命找回来。

然而，因为任何形相，包括念头跟"我"的吸引力太强大了。所以，我们被"我"给困住了，而把更大的无限大的意识忘记了。就好像"我"盖住了无限大的意识，这也是我们一生不快乐的主要原因。

找回来另外一个更大的意识，自然就会发现——我们本来早就是完整、圆满，一点一滴都加不上去的。但是，因为有了"我"，而且还是这么强烈的"我"，我们把这世界扭曲了。

8. 超越"我",也就是从"相对"找到"绝对"

任何念头,包括"我",都是相对的,都不是绝对重要的。

任何念头,包括语言,包括"我",都不是绝对不变的存在。

通过分别、比较,最多只能得到一个相对成立的观念。因为人类逻辑和思考本质的限制,我们离不开相对的境界。脑的思考范围,就不允许我们跳出来,不允许我们跳出这个相对的限制。过去以来,很多哲学家都想探讨这个问题。我们从歌德尔(Kurt Gödel)在 90 年前对自然数(natural numbers)的探讨切入,可以进一步描述这一限制。

也就是说,没有一个观念、没有一句话、没有一个念头、没有一个定理,是完全成立而且普世不破的。甚至没有一个定理是可以单独存在的。它需要前提,才能支持它本身。任何念头都是局限的,这是因为我们人本身所使用的逻辑,是在相对的比较之上所成立的,当然会有这种限制。

用另一套语言来表达这个观念——我们人生所追求的,是从相对(relative)的我来理解绝对(Absolute)的上帝、绝对的一切。我们想用日常的相对的语言,来表达无限浩瀚的宇宙,这本身就造成一个矛盾。然而,这个矛盾是可以解开的,这也正是我接下来要表达的。

回到由歌德尔的定理所延伸的讨论，可以用几何的示意图来表达。我们把人类所看、所闻、所听、所觉、所思放到最里面的小圈子，它本身就是一个很完整的系统。但是，当我们想用在这个小圈子内所累积的语言，去了解小圈子以外的世界，那是不可能的。

换个角度，可以再说清楚一点。就像一个点想了解一条线，再怎么表达这个点，也说不清线条的一维世界是怎么回事。同样地，一维的线条是表达不了面的二维世界的。让一条线去理解一个面，也是不可能的。同样地，一个面，再怎么在面的二维世界里苦苦思索，也不可能了解一个体的三维世界。

跨越这个限制去理解的那一步，是不可思议的大。

我担心你还不了解，再举一个例子。就像下页图中的小蚂蚁，它可能就成天在这只大象身上过日子。但这小蚂蚁看不懂、根本想象不出大象有多大，更别说掌握大象的曲线、生理变化的起伏规律、明白大象的一生了。这一切，完全超越蚂蚁的思考和想象。这就是系统、思考、逻

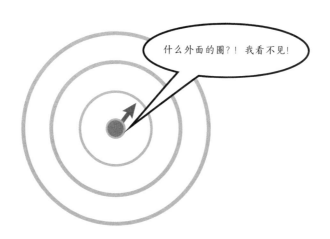

从这个小圈子，看不到更大的圈子。从这个局限的意识，我们看不到无形无色的一切。

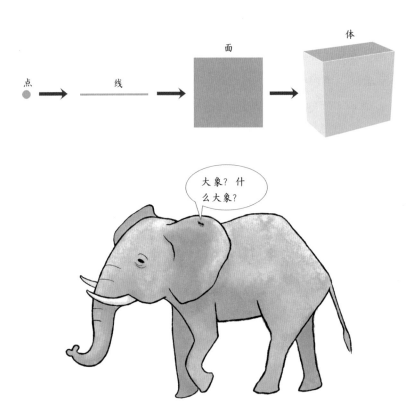

一个点，看不到一条线；一条线，看不到一个面；一个面，看不到一个体。小蚂蚁在大象上，绝对没办法体会整只大象。

辑本身的限制。它无法从一个有限的"我"的层次，去掌握无限大的生命。

全部的思考、念头，包括逻辑和语言的范围，不只是无常的，还是相对的。这个本质上的限制，便是人类有史以来在各式各样的追求，包括修行当中所面临的矛盾。

然而，这个矛盾是可以解开的。

回到我们的主题，也就是从相对走到绝对，从局限的意识，走到无限大的一体意识。从"有"走到"没有"；从"小我"走到"大我"甚至"无我"，从苦难走到解脱。

一般人想不到的是，"有"本身就含着"空"。也就是说，"有"其实含着"没有"。人生的前景，也含着背景。局限相对的意识，随时含着无限绝对的意识。这也是物理最基本的道理。任何"东西"都主要是由"空"所组合的。我们不论往天空看，还是往最微观的角度去看，最大的星球跟最小的分子都是"空"组合的。不光星球和星球之间，或是粒子与粒子之间，都是空。星球跟分子本身还是"空"组合的。可以这么说——空到底，空一切。

一切都是空，从来没有过"没有空"。这个"空"跟"有"不是对立的。"空"是绝对的、永恒的、不可能没有的，不受时空限制；而"有"一定是相对的、局限的、无常的。两个逻辑不相关，也接不上轨。有趣的是，却同时可以存在。

这也是我们头脑最难理解的部分，因为头脑本身就是用分别对立的逻辑建立的。但是，人生最有趣、最大的奥妙也就是——虽然头脑没办法理解、描述、表达"空"，但就这同一个头脑却可以领悟到"空"。因为，它本来就有"空"。"空"本来就是它主要的一部分。它本来就可以观察到"空"。只是通过头脑的局限逻辑不断地运作，而把"空"

盖住了。

假如"有"没有含着"空",人是不可能解脱的。这是佛陀在两千五百多年前和后来的大圣人都领悟到的。我们在脑海中一般采用的都是二元对立比较的逻辑,相对于一个"我",就生出人生的种种痛苦。想不到的是,就这同一个脑,还含着一个无限大的最原初的意识,并不受任何人间的条件所限。

所以,解脱也只是从不同的角度来看这个世界。因为我们本来就是解脱的,只是通过局限的脑的不断运作而不能理解,甚至为此带给自己种种烦恼,建立了另一个头脑。

再进一步,意识的焦点突然从有形有色,转到无形无色;从"有"转到"没有"或是"空",也就那么简单,人间一切的事都消失了。

而这个领悟,它不是通过任何"动"所造出来或是可得的。它是轻轻松松地把这个有色有形的分别的意识放下,让从来没有消失过的原初的意识继续存在。一个人也就悟到了。

这也就是禅宗六祖所传达的"顿悟",也就是印度大圣人拉玛那·马哈希(Ramana Maharshi)所说的"把脑落到心"。《圣经》也多次提到"I Am"(我是)的观念。也就是说,"我"没有"是什么"好谈的。只有这样子,我跟上帝才不分手。最不可思议的是,这不需要时间,倒不需要通过任何未来才能取得。

因为,你本来就有,从来没有离开过你。

回到歌德尔的定理,其实也没有违反。因为任何封闭的系统都可以通过它本来就拥有的空,延伸到这个封闭系统之外的空,作一个接轨。

我相信你听到这些也许会惊讶,或是质疑。好像懂,又好像不懂。不用担心,我接下来会用各式各样其他的比喻,来表达这些观念。更重要的是,我希望轻轻松松来进行人生最重要的这一堂功课。

9. 不圆满的关系

我们过去所有的关系，都是不圆满的。甚至跟自己的关系，也从来没有圆满过。

只有人，可能引发自己和别人那么多痛苦。

人类的历史，可说是人的悲伤、痛苦、绝望和不满的记录。人跟人之间的残酷，是任何其他物种，包括动物、植物所体会不到的。就连相守了几十年的家人、夫妻，都可以观察到不可思议的冷酷与无情，更不用讲在社会环境中熟识或不相熟识的人与人之间。

我们一般人看不到的是，人其实从来没有离开过"关系"。就是独居的人也还不断地和自己的脑海在打交道。脑海中有不断的关系互动，而必须要虐待自己，造出更大的痛苦。我们不光是随时在责怪别人，还怪自己。

人生的一切状况，也就是因为我们每一个人迷失在念相的世界里。一个小孩子，从开始懂事、建立身份，再加上一个"我"，他已经把自己割裂成两个体。一个是看得到摸得到的身体，另一个是别人看不到摸不到的思考体。这两个体自然就化出生命，建立出由念相所组合的"我"。我们一生，就跟这念头的我分不开。所以，要讲关系，人的一生从来没有脱离过跟"我"的关系。这个关系有时候是正面的，有时候是负面的，把人生的剧目演得淋漓尽致。

同样地，讲不圆满的关系，也就要从这里谈起。不光是和自己，我们和任何形相、任何东西，包括奶瓶、玩具、桌椅、书本，甚至父母，进一步有互动，也就成立一个关系。这些种种的关系，都也还是在强化"我"的体。我们自然会把一切当作工具，为"我"来作进一步的区隔，壮大"我"的观念。从我们刚懂事时，就会发现有许多东西会带给我们正面的情绪反应，让我们觉得温暖、快乐、满足。也有些东西带给我们负面的反应。无形之中，萎缩体就这么造出来了。接下来，上学、进入社会，"我"跟其他人又进一步地区隔，也还只是在强化一个没有真实基础的"我"的身份。

这个现象，是人类这个物种所独有的。这是因为，全部的痛苦起于我们把自己等同于有形的形式。一切的痛苦，是因为我们困在形式里，认为形式就是我。不管是我们的肉体、思考体、心理体、情绪体、萎缩体、反弹体都是形相。我们认为这些形相都是真的。不光是真的，而且还认为这些形相就是"我"。

然而，全部的形相、形式都是无常。它本身会存在，就是因为会生、会灭，是从"没有"变成任何"有"的局限生命。假如我们一生只落在形相的范围内，而把形相就当作"我"，是不可能满足、不可能圆满、不可能得到解脱、不可能从这人间跳出来的。

我们很快就会发现，有些人很容易刺激我们的萎缩体。我们也很清楚自己在某些情况下，特别能刺激某个人的萎缩体。比如说，我们很可能都认为自己对，而别人当然不对。听到身边人说我们的不是时，我们很自然有一个反弹。这种互动，自然产生摩擦和纠纷，让我们心里不满。在这个不满的背后，还藏着"我不完整"的观念，同时以为可以从各个层面来完成自己。

找到一个对象，也是在完成这一方面的心理需求。尤其是爱情，确实会让我们感受到焕然一新。好像人生就圆满了，一切的意义都找到了。在爱情的初期，全世界都是新鲜的，就连时间都好像为彼此暂停。但是，这样的新鲜感，没多久就会过去。不久，冲突就发生了。两个人开始有各自的意见和主张，而且还特别会刺激彼此的萎缩体，共同造成一个萎缩场。最后，相处在一个萎缩场下，这段关系也只剩下痛苦和悲伤。从情人，变成仇人。有些伴侣会相互责怪，也有少数人则是觉得亏欠对方。无论如何，对双方的自我形相乃至身份都是严重的打击。

看清楚了，大可不用再把这些亏欠扛在身上。其实，每一个人本来一出生就已经对"不愉快"上瘾了。我们虽然希望快乐、想要圆满。但是，脑本身造出了"我""我的投射"，这种架构本来就要靠着造出更多分裂、区隔、摩擦、对立，才可以生存。所以，我们每一个人不可能真的就这么轻松放过自己，让自己就永远快乐。同样，也不可能那么轻松放过别人的。

也许，你还不相信。那么，再用一个实例来探讨这个问题。比方说两个朋友，一同出去度假。第一天，还在彼此赞美，觉得对方一切都好：又自爱、又礼貌、又体贴，样样想得好周到。更难得的是，连作息都跟我很合拍。第二天，才发现——咦？他怎么会赖床，耽误了时间、洗手间地上怎么湿湿的、水龙头也没关紧、早餐就剩那么一口也不吃完、衣服边上怎么皱皱的、鞋子东一只西一只。等到第三天，种种问题也就浮出来了。原来这个人脾气这么差，又固执，对人好刻薄，礼貌都是装的；对服务员一点都不客气，只差没有大吼大叫，也不替人着想……唉，原来第一天的样子都只是表面……这样子，非但度假的心情没了，还巴不得旅程赶快结束。

我相信每个人都有过这种经验。把这三天拉长到一生，很多关系也只是如此，自然就演变到这个地步。就这样，一连串的批判和故事就出来了。不久，也就没多少共同生存的空间了。我们任何人看这世界、看关系，也离不开这念头镜片的扭曲。充分理解这一事实，本身就已经解脱一半。最不可思议的是，这个理解可以是突然的，并不需要时间。

这么说，不只是我们和别人的关系不圆满，我们对自己也不圆满。我们同时活在几个体上。无论肉体、思考体、心理体、情绪体、萎缩体、反弹体，都通过互动造出摩擦、抱怨、不满。因为我们轮流在这几个体上打转，无形当中，认为这些就是真实了。穷尽一生也跳不出来，或许根本没想过要跳出来。

我相信，你回想这一生，一定会想起很多不圆满的关系，让你痛苦。但是要记得，就是有了这个痛苦，你才会想要解开这一切，甚至想要解脱。也才会遇见这本书。所以，要有信心，虽然人生样样不顺，宇宙其实有它的安排，一切都不会白白浪费。

最后，我还是要再强调一次，任何物质层面的追求，再怎么成功、再怎么丰富、再怎么圆满，都是短期的，绝对不会带来人生解脱的钥匙。有了越多物质（所有的形式、形相），只会让你要更多，不会满足。有形的名望、财富、地位不能让人满足。关系，也是如此。这一切，都是短暂的。虽然有时我们追求一生，得到了，但绝对得不到全面的满足和解答。怎么解开自己和别人的不圆满的关系，是最关键的一堂课。

一"你，看到我的萎缩体了吗？"

怎么观察到自己的萎缩体，甚至身边亲人的萎缩体。这一观察，对于维持、疗愈关系是很有帮助的。只怕我们在平常的接触中，看不到或不愿意看。

看到自己和对方的萎缩体是怎么相互刺激的，是很重要的一堂课。而且，只要愿意，随时可以观察得到，是完全可以在生活中落实的。

有一对夫妻，经过了长期的彼此折腾之后，不想再吵得这么你死我活了。他们很愿意互相提醒、互相觉察，修补这不圆满的关系。于是，两人约了一个暗号，只要感觉到自己的萎缩体受到了刺激，就打个手势告诉对方。太太的暗号是握拳，先生是把手张开。

这么练习了一阵子，两个人都觉得这么提醒很好，能够理解——"哦，原来这是你的地雷，我先让让。"也觉得在关系中安全多了。毕竟，只要一个手势就能够让对方退让，多么方便。

有一次，为了一件事，不知不觉地，在交流的过程中，夫妻俩的手势出现的频率愈来愈高，但是谁也不让谁。到最后，两个人都气坏了——"你握拳是吧，你是石头，我就出布。看谁收拾谁，看谁能够先觉察！"

好笑的是，一个觉察的提醒，

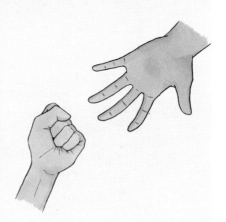

就这么变成了"剪刀、石头、布"的输赢竞赛。关系，变成了输赢。"我"要存活的劲儿一来，怎样也放不过对方，非得争个你死我活不可。

原本想一起跳出"你死我活"的这个竞赛，不知不觉间，又变成一个"看谁先跳出你死我活的竞赛"的竞赛。

这就是"我"的本事。

"我"和"你"的摩擦、对抗，让"我"和"你"都不好受，而这个不好受，更进一步喂养了"我"，让"我"和"你"的分别得以持续下去。

我们很容易就忘记了，原本是想解开自己和别人的不圆满的关系。忘记了本来是想放下"我"。忘记了，更深的生命层面一直在自己、在对方内心深处闪耀着，就连提醒对方都是多余的。

第三卷 这里！现在！

—— 开启人生的钥匙

我这里想交出来一把钥匙，而这把钥匙可以解开人间任何的困境。全部人生带来的困境，也只是种种的制约，再加上念头的过度运作。每一个人都希望得到解脱，但是没有一个人相信这一生就可以解脱，更不可能相信解脱不需要时间，不需要通过未来或是下一个瞬间。

1. 超越和奇点

人生的超越，也只是找到绝对和相对的交会点。

我在《静坐》里跟读者分享了很多静坐的方法，这些方法不是采用专注（止、定）就是觉察（观）。此外，我还提到了"奇点"（singularity）和"超越"（transcendence）的观念。奇点是个物理名称，表达任何东西（例如说"注意力"），浓缩到一个点上，不断地缩小、不断地集中，直到一个极限的地步，自然就跳出了时空。这么说，超过奇点，任何东西已经不受人间所带来的时空管制。这是人类从古到今所追求的修行境界。

意识的超越，就是解脱；跳出人间，也就是回到我们人的本性、佛性，或是天国，也就是回到永恒、无限大的一体之境。这种成就，有史以来，体悟到的人可说寥寥无几。

每一部经典都在谈这个题目。但可以这么说，因为采用局限的语言文字，想表达无限大的潜能，这些经典留下的最多不过是一些路标，指向那不可用任何路标描述的境地。只是想用语言，带着大家跨出用语言所能形容的理解；期望能用语言，去跨越头脑所可以掌握的理解。

我们看到这里，自然会觉得这种理解是追求不到，做不来的。我们自然会用脑袋里的逻辑去延伸这些路标，把它造回我们人间所可以体会的理解。这本身就会带来矛盾，因为延伸不了。延伸不了的原因，是我们先被这延伸的语言限制了。

我想进一步解释这一点。

出乎意料的是，这些理解本来就存在我们身边，根本不需要去解释。因为每一句话、每一个念头、每一个动作……这些有形有色都含着无形无色。

这个重点本身就带给我们一把钥匙，可以打开意识的门户。

我们前面谈过，假如没有无形无色存在于有形有色之中，那么，有形有色本身就不可能存在。进一步讲，是从无色无形延伸出来有色有形，而通过无色无形才让我们体会到有色有形。假如我们生命不是永恒的，绝对体会不到什么叫作无常。是从"不动""宁静"，才可以体会到种种的"动"，包括声音。是从最根本的状态——喜乐、爱、光明，我们才能体会到种种痛苦、萎缩和黑暗。倘若不是如此，我们再怎么努力，也不可能体会到种种的有色有形。不可能体会到"动"。不可能体会到种种无常、痛苦、萎缩、黑暗和悲伤。也没有什么人间或"我的身份"好谈的。这个道理虽然是再明白不过了，却和我们一般人的想法是颠倒的。

问题是怎么把这永恒、宁静、不动的无形无色找回来。

不光把这无形无色找回来，重点是怎样随时活在无形无色跟有形有色的交会点，让我们随时采用两个意识来面对生命。而且，这个交会点存在于我们每一个人之内。

无形无色的知觉，是我们生命绝对的部分，跟任何人生的条件都不相关。不可能生，也不可能死。人类还没出现，它就已经存在了。我们前面称之为人生的背景、因地。进一步讲，跟"我"不相关。

相对地，有形有色的意识是局限的，离不开我们人生种种的条件变化。它也有生，它也有死。它也只是反映了脑分别解释的逻辑，而用这个逻辑来解释人间。就这样，这个局限的意识误导了每一个人，让我们一直以为这就是全部的生命。根本想不到，这只是生命一个很小、很局限的部分。却让每一个人都在这里面打转，从来没有跳出来过。

从这个局限的意识里面，我们又产生一个"我"。这个"我"、这个局限的意识是通过形相而延伸出来的，把我们的注意力完全绑住，才造出人生种种的悲欢离合。我们所看到、体验到的世界，从来没有离开过这个局限意识的境界。

进一步说，把全部的人生找回来，也只是轻轻松松地把这个"我"的境界放下来。看穿这个局限意识所带来的一切形相，并让最源头、从来没有离开过的意识存在，让这个最源头的知觉轻轻松松存在，也就够了。

只要把这个相对、局限的意识放下来，我们什么都不用做。绝对、无限的意识自然会爆发出来。之所以什么都不需要做，是因为这个绝对、无限的无形无色一直都在，从来没有离开过。

这个不生、不死、不分别的知觉，随时存在，我们也就解脱了。

也就醒觉过来了。

严格讲，我们原本就是解脱的，没有什么好进一步解脱。甚至，不可能比现在的解脱更解脱。只是，我们被这个局限意识所带来的"我"、带来的人生剧本给迷住了。不光让我们忙了一辈子，也让从古到今的人同样忙了一辈子，而且忙碌于痛苦之中。

所以，回到奇点的观念，这个超越的奇点就是有形有色和无形无色的交会。人生最大的一堂课，就是随时把这个超越的奇点找回来。

最不可思议的是随时找回奇点，倒不需要时间。

更不需要等到未来。

比任何人想象的，都更简单。

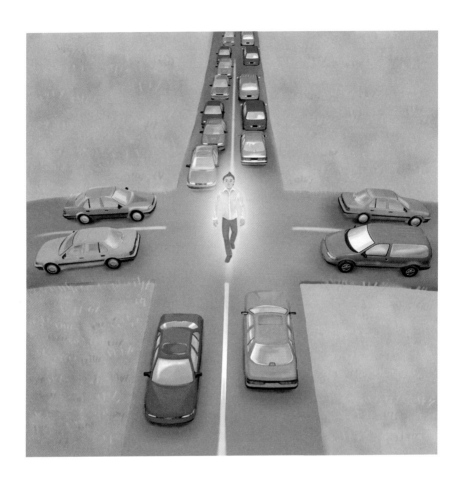

　　把生命的奇点找回来，就是修行。修行也只是把相对和绝对的交会点找回来。相对，
就是有局限的客体意识，让我们化出一个人生，甚至"我"的身份，也让我们一生在里头
打转，不断强化"我"的故事。绝对，也就是不生不死、永恒、宁静、不动的一体意识。这是
我们每一个人很早就有的，不可能没有。我用这张图来表达，一个人找回这个相对—绝对的交
会点，同时采用两个层面的意识，也就是自然活在自己的本性。这，就是修行。

2. 只有"这里！现在！"是真实的

解脱，也只是"这里！现在！"

前面提过，脑所带来的一个局限、相对的意识。这个意识又建立出"我"和"人间"的观念。不断地通过分别比较，带出一个人我之间的隔离。这个隔离本身又会带来孤寂、绝望和痛苦——这不过是所有人的共同经验。

同时，我们也进一步了解了，这些局限的现象，只是生命的一小部分。生命还有更大、更深的层面。这个更深广的层面，也就是每一个人都有的不分别、无限大的意识，随时在人间的背景透出光来。但通过"我"和种种形相的捆绑，已经接触不到了。

我在前一章，试着介绍了"交会点"的观念，也就是说，重点是把局限和形相所限制的意识，跟无色无形的意识的交会点（奇点）找回来。从这交会点或奇点，我们随时可以延伸到人生的两个层面：有限—无限、相对—绝对、有—没有、有—空、人间—解脱。我也进一步提到，要找到这个交会点，不需要时间，随时都可以做到。

这么说，这个交会点必须是我们随时可以找到的。而且，是要在人间随时可以找得到的。甚至，每一个人都可以找到。这样子，才可以让

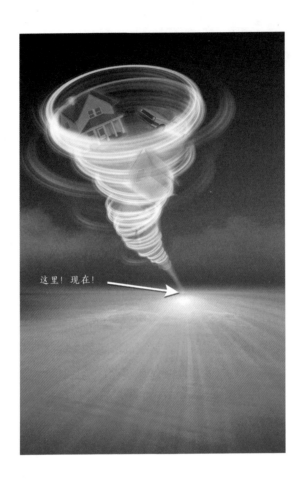

这里！现在！

　　超越的奇点，就是"这里！现在！"只有通过"这里！现在！"才可以跳出人间，跳出任何有限分别的意识，而找回全部的生命。超越，也只是找回全部的生命。这张图，我在《静坐》第 12 章"静坐想达成什么目的"使用过，用来说明"奇点"。也就是说，当人的注意力被贯通、聚焦到一个点上，这个焦点会愈来愈细微，集中到一个程度——低于时空的限制。会让一个人跳出人间，得到一个解脱。这个奇点，就是"这里！现在！"超越，就是"这里！现在！"

我们从人间走出一条路。

进一步讲，这个交会点，按理来说，应该是我们大家随时都有的，连找都不需要找。它本身就不应该受任何条件限制。因为假如受任何条件限制的话，它本身就是局限、无常的。

想不到的是，这个交会点，就是"这里！现在！"

"这里！现在！"也就是这个瞬间，也就是当下。

"这里！现在！"当下，这个瞬间，是不用找的。我们每一个人都在通过这个瞬间，活着生命。生命本身，就是由每一个瞬间所组合起来的。有趣的是，全部生命所发生的、所体验的，都是在这个瞬间呈现出来。不可能有生命，而没有瞬间。也就是说，"这里！现在！"本身就是生命。

找到"这里！现在！"也只是把生命臣服给这个瞬间，让这个瞬间的任何形相存在，让这个瞬间的任何起伏存在。我们不用提出任何抗议、任何抵抗或对立。也就是让每一个瞬间轻轻松松存在。放过它，饶了它。

所以，投入这个瞬间，是个"存在"的观念。带来一个存在的味道。也只有存在好谈的！不用做任何动作，来进入这个瞬间。甚至任何动作，比如说一个念头，都已经离开存在，已经离开了瞬间。

假如还要用文字去描述的话，可以这么说，这个瞬间要通过让步、放弃、臣服、容纳、不做……所找回来的。要把瞬间找回来，不做比做更重要。丢掉一切，比找回来什么更接近。

但是，讲它更接近，严格讲也是不对。因为我们本性、也就是瞬间，从来没有动过。不可能是任何条件可能得到、可能找回来，或是丢掉的。只要加上另外一个观念，去强调"不做""丢掉""找回来"，就好像在头上又加了一个不需要的头，是多余的，不需要的。它本来就在。是我们在这个瞬间再加上了种种的念头才把它扭曲，把无限大的存在变成局限的作为。

回到前面提到的超越人间的"奇点"的观念，也是大家都想追求的。其实，它就在"这里！现在！"这是唯一的一个点，可以让我们超越时空。除了这一个点，没有任何其他的点。这是自古所有大修行的人都领悟到的，可惜我们一般人会质疑，因为认为太简单了。

活在这个瞬间，也就是轻轻松松存在。在一个最直接、最原初的知觉，在任何念头之前存在。

它是唯一的交会点，把幻觉的过去和幻觉的未来作一个连线。因为过去和未来也都只是幻觉产生的信息。信息本身，也就是我常常讲的螺旋场。只有"这里！现在！"是这两个螺旋场的交叉。站在物理的角度，也只有通过这种螺旋的交叉，才可以称为一个奇点。有趣的是，也只有这个交叉是真实的。

也许你会想问——为什么用"这里！现在！"来称这个瞬间？

我们仔细观察，无限大的意识，它带来两方面的观念：一方面带来永恒（eternity），另外也含着无限大和无限小的观念（infinity）。这个"永恒—无限"的观点，自然会得出一个"时—空"的观念（time-space）。所以，这个时空，不光是有时间，也含着一个距离的观念。我们要完全解脱，一定要从这个时空跳出来。也只有"这里！现在！"能让我们找到这个解脱的奇点。

因为我怕说得还不够清楚，所以，我用两个轴向的螺旋场来表达"这里！现在！"的观念。也就是说——"这里！现在！"是时间和空间的交会点，也是人间唯一的真实点。

"这里！现在！"不光是"过去—未来""那里—另一个那里"的交会，不光是打破了时空的观念，更有趣的是，——打破时空的观念，它

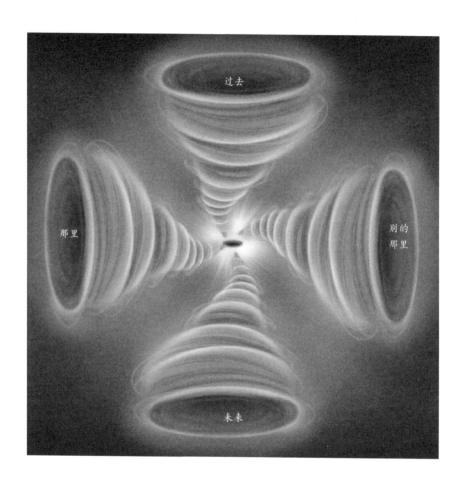

过去

那里

别的
那里

未来

除了时间的观念，我们人还受到空间的影响，在这里用横的螺旋表达。生命与时空唯一的交会点，也就是解脱的奇点，就是"这里！现在！"只有通过"这里！现在！"我们才可以把全部的生命找回来。

也自然让人生更深的层面——生命的背景、无限大的意识、最原初的意识、绝对、永恒、无限、宁静……自然通过我们的知觉浮现出来了。它本来就存在，我们也只是让它在我们的注意下呈现出来，我们也就突然醒过来了。

如果你听到这些，虽然有点心得，但还觉得没有完全领悟到，让我试着用另外一个角度来分享。

3. 除了"这里！现在！"其他的一切都不真实

醒觉的意识，永恒存在，不可能不存在。

我们仔细观察，只有在这瞬间，还没有让这个分别局限意识开始作用。这个瞬间前，我们是扛着过去种种的包袱、记忆；这个瞬间后，也只是我们用脑投射的未来。只有"这里！现在！"在这个瞬间，我们才可以把时空同时落到一个点上。"这里！"——空间的观念；"现在！"——时间的观念。"这里！现在！"本身就是时空的交会。

仔细再观察会发现，只有"这里！现在！"才存在。它是唯一真实的瞬间。我的命再好，也是那个瞬间好。那个好的瞬间一过就没有了，只剩下记忆里的印象。一样地，再怎么不好，也只是在那个瞬间发生，接下来也就什么都没有了。未来追求的任何东西，也只有通过这个瞬间"这里！现在！"才能成形，才真正可以体验。再强调一次，任何对未来所投射的，所期待的发生，也只有等到"这里！现在！"才得以呈现。我们怎么去看这个生命，都离不开这个重点。

因为，每一个瞬间，过了就没有了。我们也可以说——只有"这里！现在！"可以消解任何时空的观念。它是唯一的一个点，让时空有一个集中，跟我们的生命交会，让事实发生。每个事实发生，也只能通

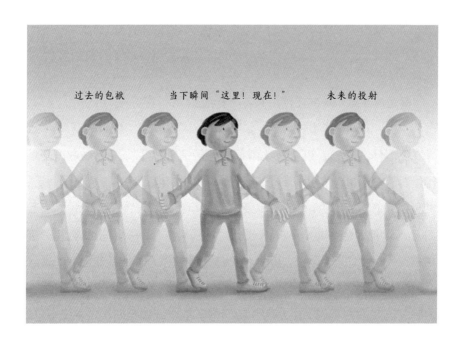

过去的包袱　　　　当下瞬间"这里！现在！"　　　　未来的投射

　　只有通过瞬间——"这里！现在！"我们才可以影响到生命。只有它是真的。过去任何制约，已经发生了，跟这个瞬间不相关。未来任何投射，还没有发生，也跟这个瞬间不相关。过去跟未来，都可以称为妄想。在这个图案中，只有中间的"我"才是真的。左右两边的影像都是虚的，都是幻想。

过这个瞬间。

我们从另外一个角度来看，过去跟未来也都只是一个念头。无论是念头本身也好，或是念头所描述的境界也好。其实，都不存在。

我们从出生到现在，这一生，就活在一个妄想当中，从来没跳出过念头的境界。再强调一次，过去不存在，只是一连串的念头。更不用讲到还没有发生的未来，它也只是一个念头的投射。但是，因为通过脑的运作，我们把过去跟未来当作事实。"我"不断地产生反应甚至抵抗，让身心萎缩。

也正是通过种种过去和未来的幻想，"我"的萎缩体才会一路持续到现在。愈来愈巩固，愈来愈冥顽不灵，让我们离不开这一生自己所带来的一切妄想。

所以，我所讲的"这里！现在！"得道的古人都懂。禅宗也强调——只有通过当下，才可以回到无我、无思无想的境界。就是那么简单。但是，我们人通过头脑不断地追求和比较，会不断地认为还要有另外一个意识层面才可以解答一切。就连解脱，也要靠着把自己修到另外一个层面，也许更深、更微细才可以做到。更可惜的是，还认为要通过功夫、苦修、多年的磨炼才会成道。

此外，也常会认为找到自己，就要修出某一方面的经验或体验。以为这个经验越敏锐、越特殊，比如说修出了神通或是到了什么天界、看到什么天人，就跟我们的本性越接近。讲白一点，这些看法还离不开大脑的解析、逻辑的系统，一直处在分别判断之中，脱离不了二元对立的迷思。

不光是我们的脑在区隔高低、美丑、贫富、男女、苦乐、胖瘦、好坏、聪明愚笨、成功失败、希望绝望、加害受害……最荒谬的是，还会在头脑中造出局限—无限、我—你、我—上帝、平凡—修道、庸俗—超越的区隔。就好像画出了一条轨道，以为顺着这条路，我们就可以从无限小的我，延伸到无限大的没有（无色）。

要去描述这个无限大的"没有"，我们也只能说它是没有规律的规律。没有原则的原则、没有路的路、没有认知的知，它从来没有不存在过。

然而，我们其实没有了解，"无色""无有"跟"有"并不是对立。绝对真实是包括相对，相对也存着绝对。两个可以同时存在。只是要在完全不同逻辑的基础上才可以理解，而不是用局限的脑的线性思维可以推导出来。甚至，我们用脑再怎么去努力，也是永远取不来的。反过来，把这个脑轻轻松松放下，自然可以轻轻松松得到。因为，从来不会得不到的。

活在"这里！现在！"也就是活出全部的我。因为，只有活在"这里！现在！"才可以打破时空的观念。也只有"这里！现在！"可以跳过局限的脑，让我们容纳一切。放弃有限的脑乃至任何念头，不代表放弃脑的工具性质。然而，脑这一工具可以继续被使用。难以置信的是，它的潜能反而可能更能发挥，更好用。它就是变成一个单纯的工具，而不是我们的主人。我需要脑，就可以用脑；我不需要，就摆到一旁。活在"这里！现在！"这，就是醒觉。

醒觉，也就是全部的你、全部的我，是超越了脑。超越头脑，倒不是退化到动物的境地，不是无能思考的状态。醒觉，反而是清清楚楚让局限的我，跟无限大的意识同时存在。

已经不是我们在活生命，而是生命来活出我。

宇宙不分别、不生不死的意识，也只是通过我，通过全部的我，来观察到它自己。

一切都颠倒了，一切的问题会消失掉，这就是解脱。

4."这里！现在！"是解脱唯一的门户

奇点和超越，就在"这里！现在！"而不可能不在"这里！现在！"

因为这个观念太重要了，我想试着用另外一个方法，把"这里！现在！"说得更清楚一点。

我们每一天的经验，其实是由每一个瞬间所组合起来的。我们的脑自然会希望把这瞬间通过过去的经验，延伸到未来。所以，我们随时都活在别的地方、别的时点。

假如我们把人生的经历，当作一个切面或电影的画面来表达，自然会发现，每一件事情发生，都要通过现在这一刻，这画面才会呈现出来。这是唯一的一个切面，能直接作用、影响到我们的生命。其他的——过去、未来——都还离不开我们思考的范围，是通过思考才获得的。但是，我们人很可惜，把自己切割成两个"体"：一个"体"是真正的体，通过瞬间活出；另一个"体"是通过念头的作用而合成的。我们同时都活在念头世界，而以为这个念头体是更真实的。

只要把注意力带回到"这里！现在！"这个瞬间，全部的问题自然就消失了。

因为，在人间，只有"这里！现在！"是真的。也只有"这里！现

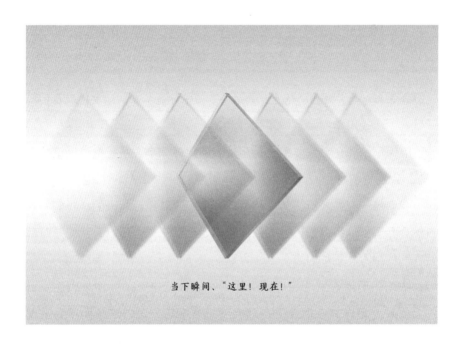

当下瞬间、"这里！现在！"

假如我们把真实当作一个画面来描述，唯一真实的画面也只是"这里！现在！"（图的中间）。其他一切的画面，包括过去、未来，都不存在。一个瞬间过去了，下个瞬间也只是瞬间。过去跟未来，还只是一个头脑产生的印象。所有的画面会不断地动，但是都要通过这个瞬间，才能化为现在眼前。

在！"值得让我们注意。

回到这个瞬间，也就是全部投入"这里！现在！"不管是在吃饭、喝水、讲话、做事、散步、打扫、健身、开会、看一朵花、写一张字条……完全投入这一瞬间，也就是臣服于一切，臣服于这个瞬间带来的所有形相。完全接受一切，包括随着每一个瞬间而来的变化，自然就失掉所有抵抗。

失掉抵抗，"我"跟这个瞬间不用再产生摩擦。没有对立跟摩擦，自然任何形相，包括"我"，都失去了它的威力。"我"的身份也只是形相，跟这个瞬间带来的任何形相没有对立，"我"也自然消失了。

没有任何抵抗，所有念头自然就消失了。我们也自然与生命合一，而这生命不光包括这小小局限的意识、家庭、世界，自然会包括整体、全面的意识。

懂了这些，我们就发现：整个宇宙是通过我的意识而呈现。我通过这无常的肉体活出来的人生，也只是整体意识所延伸出来的一小部分，不可能跟整体分离。我，也从来没有离开过它。我也很早就回到家了。一直在家。

因为我已经充分知道，我跟这个宇宙分不开，甚至就是宇宙所延伸的一部分。我也不用再计较宇宙通过人生所带给我的一切是好是坏，也不用再抵抗任何瞬间所带来的考验、危机或任何其他的形相。

我只是清清楚楚知道，任何形相本身就是萎缩。萎缩就是形相。但是，这个萎缩是在一个很局限的层面造出来的波浪。我完全不抵抗任何形相——我可以容纳一切，一切瞬间所带来的形相。完全容纳这个瞬间，我自然就跟这个瞬间合一。合一，我自然消失任何区隔，不再区分主体和客体。也就是说，没有人在做，也没有被做的东西。任何客体，跟我再也没有任何分别了，也跟我无关了。

没有主体、没有客体、没有局限。我也只能从这个人间挪开，轻轻松松落到另外一个更深、更广的层面。这个层面，就是这个最源头的意识，也就是最原初的知觉，照明一切。

有趣的是，虽然这个最原初的知觉，是通过我跟我的感官照明出来的，然而，就算没有我，没有我的感官，它本来也就存在。严格说，这个最源头的意识，跟我或任何一物不相关。它本来很早就存在，从来没有不存在。它是最根本的意识、最根本的状态，也是最轻松、最源头、最不分别的意识。让我可以通过它轻轻松松存在。这个存在，在一口呼吸、一个念头、任何"动"之前，就已经在了。我也只是通过它，才存在。

在这个意识当中，我不用再继续谈什么叫念头。甚至不用再追究烦恼、萎缩种种人生带来的痛苦。

醒觉，也只是轻轻松松地照明，而这个照明一切，是宇宙通过我来照明的。

最有意思的是，因为我们可以这样子通过瞬间，把客体意识挪到旁边，接下来已经不会再谈到"我"在呼吸、"我"在想、"我"在活。反而很自然地会体会到，是生命来呼吸我、生命来想我、生命来活我。我跟生命已经不分手，其实我就是生命。

所以，前面提到过——要醒觉，我们只能存在。也只是这个意思。我们就是生命、存在。也就是这么简单。

通过瞬间，醒觉不是通过任何"动"获得的，也不可能获得任何东西。我们通过瞬间，只是让这个最原初的一体意识轻轻松松存在。而它本来就存在，也只是这样子。

任何瞬间所带来的好坏、变化，我都轻轻松松地接受、容纳它。只要我跟这个瞬间完全接轨，念头自然就消失了。从另外一个层面来看，我本来就是生命的一部分。任何瞬间所带来的形相，也都是这个生命的一部分。它也只是通过和瞬间的交会才得以呈现。这么说，我全部接受这个瞬间所带来的种种形相，也是让我清清楚楚知道——我和生命不分手。我就是生命。也就是说，只是清清楚楚知道——一切本来就如此，也不可能不如此。

生命和宇宙绝对没有失误。我也只能让一切存在，我也只能敬重一切有形有色。

我也自然活在当下。

活在当下，我自然就进入一个宁静的状态。这个甜蜜的宁静，我们也可以称它是空或空当，也只是一个无念、无色、无形、无条件的状态。通过这个空当，我也只能照明任何瞬间所带来的形相，观察到一切的变化。最不可思议的是，这个空当、这个宁静，温暖地把每一个瞬间包起来，就好像站在"空"或"没有"来看"有"，再也不会让瞬间所带来的"有"，跟我们的生命造出对立。

其实，生命本身就是这瞬间。你，也只是这个瞬间。瞬间跟生命都一样的，都是神圣的。

活在当下、获得瞬间、解脱、醒觉，也只是把生命的空当找回来。

这是人生最大的奇迹。

这么说，通过每一个有色有形，也可以把自己找回来。任何有色有形都可以是一把钥匙。

我在这里，把这一把钥匙交给你，可以通过它把人生解开，把全部的生命找回来。

5. 容纳一切的形相，也就自然进入"这里！现在！"

从任何形相，都可以找到人间的出口。

我前面所说的许多观念，我认为是关键，只怕还不够清楚，让我再用另外一个方式来汇总。

释迦牟尼佛在两千五百多年前，通过《心经》的"色不异空，空不异色。色即是空，空即是色"就把一切交代清楚了。但是，我们因为质疑心重，觉得这只是比喻，和自己的生活不相关。然而，这几句话就是最珍贵的一把钥匙，一个解答，可以让我们从这时空跳出来。

假如我们充分了解这几句话，自然就可以容纳任何有色有形的现象。不管这些现象多不愉快、多负面、多令人难受，带来多大的危机、多强的刺激，从表面上来看多么不完美。这几句话，也是静坐最好、最有效的方法，也是任何修行最后得到的结果。

清清楚楚地知道，这世界样样都是脑海所投射出来的妄想，没有一个东西不是在起起伏伏。不在生，就在死。都是无常，都是靠不住的。从这个人间的点点滴滴，不可能找到真正的快乐、真正的解脱，也不可能找到生命全部的答案。这么说，有哪一个形相值得让我们计较，有什么人生的结果值得追求，还有什么东西需要我们抵抗。

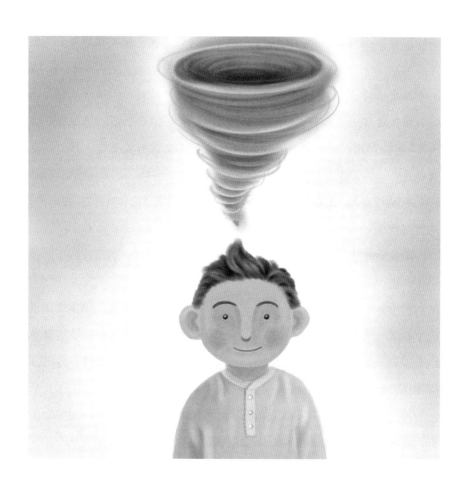

　　只有通过"这里！现在！"我们才有可能跟生命完全接轨。臣服，也就是跟任何瞬间所带来的形相接轨。不光是不计较，反而可以容纳任何瞬间所带来的一切。这里，我用螺旋来表达生命场。接轨，也就是完全顺着这个生命场而存在。

容纳一切，也只是对"这里！现在！"全面地接受、全面地服从，放下任何抵抗。甚至没办法接受、没办法放下这个抵抗，也只好就接受这个"没办法接受"的抵抗。

这个瞬间，再怎么好，也只是如此；再怎么坏，也只是如此。瞬间和瞬间中，也只是如此。进一步，任何瞬间，最多也就是这样子——就是。

就是这样子。

就是这样子。

"是"到底，也只是这样。不可能不是，也不可能更是。所以，也只能是。

一切"是"，我都可以接受，我都可以容纳，我都可以不去抵抗，这就是臣服。

再大的危机，包括人间认为不可能容纳的灾难，也就是这样子。过去了，也就是这个样子。

醒觉，也只是完全接受任何瞬间所带来的变化，让我们和生命通过这个瞬间充分接轨，同时找到生命的空当。通过这个空当，让我们清醒地看着这个世界。把这个空当，也就是宁静，带到每一个角落。通过任何动作，包括任何情绪。

再一次强调——就是因为这个瞬间不顺，我们才会期待、才会抵抗、才希望做些改变。也就好像我们移动这个瞬间，希望改变这个瞬间所带来的内容，也就是我们的人生故事，认为这样会让自己好过一点。我们不妨试试看，在这时候，就接受"自己没办法接受"吧。容纳自己认为不可能容纳的。甚至，接受这个抵抗、接受内心的反弹——"OK，反正我做不到"。接受"能接受"，接受"不接受"。

这么做，会发现原本很大的情绪起伏，顿时平缓了许多。原本很粗重的烦恼状态，也就突然松脱了好大一部分。通过接受、臣服，从情绪的高涨中，为自己争取到一点空间，开始有能力觉察到内心更隐微的窝囊和脆弱。这个时候，念头也慢慢地安静了下来。

用这个简单的提醒，会发现念头马上减少，心里自然产生一个宁静的空间。虽然可能还是不好受、不舒服，但是底下有一层宁静自然散发出来，在生命最大的危机、最大的失落、最大的悲伤中，自然会发现里头还有个东西不动。这也就是我们不生不死的层面，也就是"这里！现在！"

一天下来，任何有形有相的东西都含着一个出口。通过这个出口，都可以跳出这个人间，把自己找回来。同时，我们发现，人间只是"全部的我"的很小一部分，它本身是靠过去和未来的念头所组合、所维系的。有了这种体会，自然就会发现——我，不可能是一些生命的状

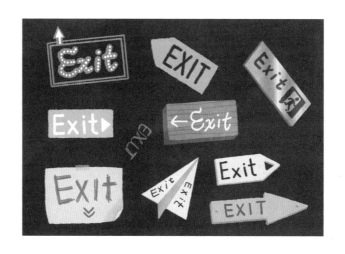

人生痛苦的出口，在每一个角落，甚至在每一个有形都能找到（在图中以各式各样的出口标示 Exit 来表示）。假如无形无色的生命根源，不存在于每一个有形的角落，我们也不可能找得到它。

况或是一生的故事可以代表的。我跟生命从来没有分开过。我就是生命，生命就是我。

我，就是。

这样子体会下来，才会理解——我们过去，乃至一生都活在客体意识的层面看这世界。因为我们通过分别心、比较心来看世界。任何所见的一切，跟我们之间都生出了一个主客对立的分别距离。

就连上帝，都跟我是分开的。我们想到上帝，通常马上想到一个客体，和"我"是分开的，是两个对立的"体"。

就连修道、开悟，在我们心中也是一种客体，是通过"动"（比如多年的功夫、追求）可以追求到的。延续着客体意识的逻辑，连我们的本性，也都只是一个客体，是可以抵达的。

我们这么过了一生，压根想不到这一套逻辑本身就是矛盾，没办法解答。完全没有发现，这个主体（我观察、我思、我想的"我"）在任何客体内都在。非但任何客体都含着"我"，甚至"我"醒觉、"我"觉察也不需要任何客体来存在。轻轻松松的，"我"，就是。

正因如此，耶稣在《圣经》里，多次用"I Am."这两个单词来表达这一切——我是、我在、我就在。《律法书》中，神对摩西说："I Am that I Am."这句话，意思是说——我存在，不需要凭借任何东西、任何现象，来让我知道我在。进一步讲，醒觉，是完全没有条件的，没有前提的，不需要在上面再加点什么来约束它。

醒觉，就是。

醒觉的醒觉，是我们这一生来最自然的状态。什么都不用做，本身就存在了。从来没有生过，也没有死过。

就让这个瞬间存在，容纳眼前的一切，完全地臣服。也就是回到最轻松、最原初的知觉。它就是醒觉，是由从来没被创造出来过的因地自然产生的。容纳一切的现象、容纳一切的生死，包括我们的肉体。更微妙的是，还容纳整个宇宙没爆发出来的潜能，以及有了宇宙之后一切的转变。它是意识的背景，容纳一切生命呈现的前景，包括我们生命的状况和其他现象。

6. 全部的你，在每一个角落都存在

……而全部的你，本来就存在。倒不需要去找它。

这些观念，跟我们一生所接触、所听到、学到、体验到的，刚好颠倒，甚至可能完全相反。

因为我们一辈子都活在生命的前景，跟着这个有形有色的身心，在成长、转变、老化中，不断地"作为"，不断地"动"，而完全忽略掉无色无形的生命。完全忘了——无色无形，才是全部的你、全部的我、全部生命更大的部分。也就是说，我们被小小的不到万分之一的有形有色的"有"骗了一生，忽略掉生命最不可思议的"没有"。站在"没有"或"空"来观察生命，会发现生命就是永恒，是无限大，也是无限小。然而，我们却被那小小的"有"虏获。

这些话，还是受到语言的限制。因为，这样表达，好像"没有""空"又成了"有"的对立。其实，空包括一切，一切也只是空。

回到生命，自然会发现这些道理我们本来就懂，只是忘记了。假如它不是我们生命的一部分，一个人绝对醒不过来，会永远沉浸在一般的意识状态，继续在人生的梦中醒醒睡睡沉浮着。

因为，这些道理本来就是我们每个人的一部分、每个生命的一部分。早晚它一定会冒出来，不需要我们调整或转达。佛陀当时说连一朵花、一片草叶都会成佛，就是这个道理。佛心是每个我们、每个生命，乃至每个无生命、每颗石头所带有的。

也可以这么说——我们什么都不需要做。连臣服、容纳一切、全部接受……都是多余的。前面也说过，好像在一个头上又安了另一个头，追加了一个不需要追加的动作。说到底，连"不需要做"都不用做。

也就是通过瞬间——"这里！现在！"当下，我们自然就把自己完全交出来了。容纳一切。从有形的意识，自然转到无色无形的"空"。什么都不用做，因为我们本来就有这一切。

确实，这道理从古人到现在都懂。我们再怎么追求悟，都悟不到的。是悟，来悟到我们。是空，来空我们。是恩典，来恩典我们。是生命，来活我们。

这才是——全部的你。

醒觉后，自然会发现，人间是疯狂的，是在一个无意识的昏迷当中。但是，我这里还是要强调，就算如此，人间有人间可爱的部分。所以，一个人就是醒觉过来，也只能勇敢地走下去，顺应着这个人间的舞台来演变。也可以完成一些任务。但是，再也不会被这个世界带走了。

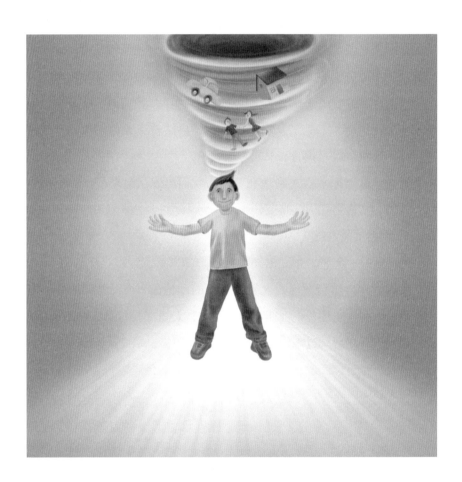

　　全部的意识，也就是全部的生命，也只是通过我们，来照明这个世界。通过我们，活出这个生命。通过我们，观察到自己。通过每一个形相，通过每一个人间的角落，我们都可以接收全部生命所带来的光，而把这个无色无形的光明转达出来。这么说——我就是生命。生命，也就是我。

　　这个图上方的螺旋，是来表达生命场的，包括有色有形和无色无形。图的下方所描述的是，通过我们，可以把这个光明转出来，照明这个世界。

7. 关键的，是空当

活在"这里！现在！"就是进入无思无想。进入无思，自然达到沉默。

生命或是意识的背景，我们也可以称之为因地，跟一切万物的生死，也只是两面一体。也就是说，从"没有"、从因地，生命可以延伸出来一切的一切，万物的万物。我们也可以称因地为生命全部的潜能。

它也离不开生命的前景。从背景反映到前景，而前景又反射回背景。外在的世界反映内在的心，而内在的心也映照着外在世界。

从声音可以找到无音，"动"可以找到"不动"，"思"可以找到"无思"。我们懂了这些，会突然跳出人间。生活的注意力会突然转变，从"动"注意到"不动"，从"声音"注意到"无音"。

这种理解，本身就是一个最好的静坐方法，而可以让我们拿到一把钥匙，把无色无形找回来，我们会突然发现：

话跟话之间的空当，蕴含着一切的声音。

念头跟念头之间的空当，也蕴含一切的念头。

动作与动作中间的空当，也含有全部的变化潜能。

而这个空当，也只是宁静。宁静，也就是因地，也就是生命全部的潜能。没有宁静，也不可能有平静，更不用讲解脱。

举例来说，这本书所写的许多字，其实都指向的是字和字之间的空当，字和字之间的沉默，字和字之间的无形，念头和念头之间的宁静。这么说，只要我们注意力停留在任何形状，都自然可以循线找到形状和形状之间的空当。让我们很轻松、自然地看穿这个世界，并消失全部的烦恼。

过去，有许多朋友不断地问我各种静坐、修行的方法，我也只能回答"每一个都好"。因为重点不在这里，不在任何方法，甚至不在任何用功上面。只要我们把注意力落在每一个身体的部位、功能，无论是呼吸、脚趾头、念头，或是外面的一朵花、一片叶子、一颗石头、一点星光，都可以达到一个无思无想的境界，把自己找回来，把真正的我找回来。

找回来的话，就是。

就是的话，也只是，就是。

这才是真正的静坐。

所以，真正的静坐，比大家想象的简单多了。懂了这些，你自然就在静坐中，跟姿势、功夫、作为、期待、成为都不相干了。一天在活的当中，都体会到人生的空当。而且，就让这空当反射出一切无形无色的层面。

就是那么简单。

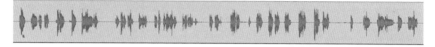

呼吸

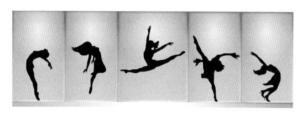

讲话

动作

　　生命所带来的空当，不管是呼吸的空当、讲话的空当、动作的空当，或是瞬间和瞬间的空当，都可以当作一个工具，让我们找到生命的全部。这跟一般人所想的完全相反。这里，我用呼吸、讲话、动作当作三个实例，来代表一切的"动"、一切的作为。在每一个"做"和"做"的中间，都可以找到生命的空当。

外在的平安，是内在深沉宁静的流露

我们可以把"平安"称为人间最高的境界，它本身是每一个宗教、每一个修行法门所追求的最后结果。我们仔细观察，古往今来每一位圣人都特别强调平安，认为是一个最高的功德。过去每一位圣人的境界，也离不开平静或是平安。

平安，本身就含着快乐、成就、舒畅、满足，也含着轻松"存在"的观念。可惜的是，一般人都以为平安是可以找来的，是通过种种的作为而可以达成的。我们通常会通过种种的练习或追求，希望最终能达到这个境界。也就是说，我们通过外在的世界，随时想把平安找回来。

我通过这本书想表达的是——平安，也只是个存在所带来的境界。它跟任何作为不相关，跟任何外在世界的条件更不相关。进一步说，站在外在世界，绝对找不到平安。平安，也只是内心宁静的结果。内心的宁静，也只是完全包容瞬间，接受瞬间带来的种种变化，不再对它们有任何抵抗或对立。所以，宁静也只是通过臣服、容纳、接受、放下而自然呈现的。我们本性随时都宁静，只要把"我"挪开，生命自然就宁静，从来没有过不宁静。

宁静浮现出来，自然会影响到内在和外在。内在和外在，本来就是生命一体的两面。这么说，内心宁静，外在一定会平安，而不可能不平安。平安本身就是宁静的一个成就。反过来，一个人外在不平安，内心不可能是宁静，而更不可能随时找到生命的空当，更不用说他活在瞬间。

一个人只要平安，生命就已经脱胎换骨，命运也转变了。之前所面对的种种不顺的事，通过内心的宁静，再加上外在的平安，自然会发现——生命顺和不顺，都还是念头所带出来的。活在每一个瞬间，没有什么叫作顺或不顺。奇妙的是，这样面对每一个瞬间。突然，外在的生命也就顺了。

甚至，连顺不顺我们也不再追求了。瞬间和瞬间当中，只剩下平安。

8. 生命，不需要非得怎样

Life is not about anything.

对人生，唯一可以确定的，就是不确定。

前面，我们已经探讨过"自我"，包括物质层面和心理层面。同时，我们也强调，这个"我"就是人生种种痛苦的源头。我又把"这里！现在！"也就是这个瞬间、当下的重要性作了一番阐述。接下来，我会在本书里通过种种比喻和指标，将你带回"这个瞬间"。但是，这里我想再补充一些观点，让"这里！现在！"的观念更能融入生活。

活在当下，也就是活在"这里！现在！"不过是轻松而清楚地观察每一个瞬间。我们在人生中，每一个人都尝过当下。不管是走路、思考、讲话、吃饭、工作、爬山、休息当中，都发现念头和念头之间自然有一个空当，让我们的意识能轻松集中在那个瞬间，而没有念头的干扰。这个空当，尽管有时候稍纵即逝，但只要体验稍微长一点时间，就能带来一种放松而舒畅的感受。然而，从"我"的角度，会认为这种感受不重要。因为，站在"我"的观点，哪里有时间可以关注"这里！现在！"过去的痛苦、未来的筹备当然重要多了。

这些经验从"我"的角度来看，实在没什么了不起，甚至不值得

"这里！现在！"被当作通往"以后—那里"的垫脚石

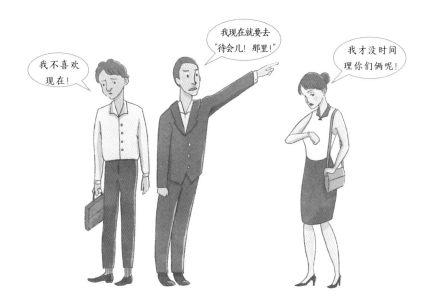

我们从来没有对这个瞬间——"这里！现在"满足过，它对我们不重要，反而过去跟未来更重要。我们利用过去来设计未来。忙得很。都认为下个瞬间比这个瞬间更重要。我们，谁有时间可以给这个瞬间？

记得。

"我"马上会生出抵抗和反弹，让我对这个瞬间不满。生起种种念头，作为抗议，把我们的注意力再带回念头的世界。抵抗和对立，也就是"我"。

我们每一个人，本来就懂什么叫作"这里！现在！"因为它本来就是生命唯一重要的部分，也是唯一真实的部分。同样地，每一个人本来就都有永恒、完美、爱和喜乐。这些才是生命最根本的状态。前面也提过，假如没有永恒，我们绝对不会体会到什么是"无常"。正是因为生命是永恒，才会体会到人间带来的局限，跟种种的限制，包括无常的观念。是站在永恒，才会看到无常，才让我们体会到无常。

同样地，生命本身就存在爱、喜乐、光明。是通过爱、喜乐、光明，我们才看得到人间种种的痛苦、悲哀与阴暗。

我说这些话，很可能跟大多数人的想法刚好相反。但是，仔细观察，你会发现我说的是再合理不过了。我们意识本身就是一种对立、分别、比较所组合的。如果没有对立的一端，你根本看不到另外一端。我前面还说过，这些生命最根本的状态，你连找都找不回来。因为它本来就存在，从来没离开过我们。反过来，是通过这些状态，我们才知道人间所带来的种种扭曲、不快乐、不圆满、不满足、悲哀、阴暗。

假如没有这个无色无形，连"知道"的观念都不存在。没有"无我"，我们也体会不到"我"，根本不可能从"我"走出来。

用这种角度来看生命，也一样会发现生命的空当——"这里！现在！"其实不用去找。我们是通过空当，或是宁静，才体会得到"有"或是一切的"动"。若非如此，我们根本体会不了什么是"动"。进一步说，这个空当，在任何形相中都存在。接下来，我想举一些实例，让我们可以把这个观念与生活结合。

一生命的奥妙

我接下来想强调生命最有趣的一个奥妙（paradox）。这个奥妙，是我们过去比较不会观察到的。也就是说，我们的生命本来就是永恒，本来就有无色无形，本来就是喜乐，本来就是光，本来就有宁静，本来就在存在。这一些属性，最多也只可以指向绝对的观念，而我们借用来描述绝对、无条件、无限大的一体意识，也就是生命的背景。

通过喜乐、光明、宁静、存在、永恒、无始无终、无形无相，我们才可以观察到痛苦、光明的阴影、生命的死亡、无常、有色有形与任何作为。人类的脑一定要通过一个二元对立的平台（duality），通过对立比较，才可以"看"到或"体会"到。

假如没有"常"，我们绝对体会不到"无常"；没有"宁静"，也不可能有"不静"；没有"无色无形"，绝对没有"色""形"；没有"无始无终"，也不会有"时间"。假如人生不是本来有喜乐，我们不光体会不到痛苦，也不可能不断地想回家，更不可能会想到要把这个家称之为喜乐。假如没有天堂，也不可能有人间或地狱的观念。没有存在，我们不可能体会到什么叫作"动"，甚至"不动"。

也因为这样子，我在书里才提到——死亡只是生（birth）的对等，并不是生命的对等。反过来，通过生命，我们可以观察到生，也可以观察到死。也就是说，生命是绝对的，而生死跟任何其他生命的状况是相对的。

我认为补充这些观念相当重要。因为一般人都会质疑——这个无色无形，跟我们的生活有什么关系？也会认为这些观念好像很抽象，我们一般人体会不了。更不用说，我们会认为自己做不到。我想表达的是，绝对的意识，以及由绝对延伸出来的观念，从来没有离开过我们，而且不可能离开我们。没有绝对，我们也不可能有相对的人间好谈的。醒觉，也只是轻轻松松把"绝对"找回来。而找回来的方法，也只是把"相对"放下来。"绝对"就自然透出来了。什么都不需要做。

因为这个观念的重要性，我想再进一步，把一些看似对等的关键词再提出来。看着这些词，理解它们没有对立且对立的关系，本身就会带来更深的领悟。让我们把人生的机密找回来。

一练习

以下这个列表，左边是种种由"绝对"延伸出来的观念，而右边也都只是相对的观念，跟左边"绝对"的描述没有直接的对立关系。也就是说，站在左边的"绝对"，才可以看到右边的"相对"。但这两边并不属于同一层面的意识。

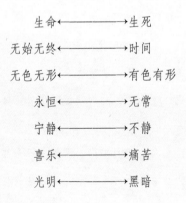

生命————生死

无始无终————时间

无色无形————有色有形

永恒————无常

宁静————不静

喜乐————痛苦

光明————黑暗

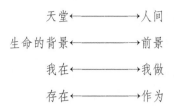

天堂 ←——————→ 人间

生命的背景 ←——————→ 前景

我在 ←——————→ 我做

存在 ←——————→ 作为

我们一般人以为——"动"跟"不动","无常"跟"常"和永恒，只存在着对立的关系。这个错误的观念，本身就误导了我们上万年，带给人类那么多的制约和局限。我们的脑只能体会到相对而有限的范围，所以，我们自然会以为它们还是对立的两极。此外，因为我们受到局限的限制，我们也不可能体会到无限大的、没有条件的意识（生命、无色无形、永恒、喜乐、光明、存在……）。这些误解，是我这一生觉得最不可思议的。而且，这些误解，就是人间痛苦的来源。

在前一卷我曾经提到过，不圆满的关系，是人生最大的一门功课，也是世间最难的一门课。关系，尤其不圆满的亲密关系，在我们心上烙下好多情绪的伤疤。而且，通过情绪和萎缩体的作用，把悲伤放大再放大，让人感到格外的痛。所以，在穿越关系的人生功课时，要找到空当，回到这个瞬间，回到"这里！现在！"确实不容易。

但是，再怎么痛，这时还要记得，它离不开一切的念相。是我们人，通过"我"把它延伸出来的。这么说，假如想穿越关系的功课，在种种痛苦中找回空当，找回宁静，我们可以考虑采用接下来的方法，也就是你在难受的时候，试着在心里这么提醒自己。

试试看，一开始可能会很勉强，有些话就是说不出口。我们可以换一句说得出口的话来说。实在连这都做不到，就接受"我现在做不到嘛！"

只要做下去，渐渐地，你会发现用这个方法，"我"所带来的萎缩和反弹的动能会明显地下降。自然让我们落入一个生命的空当、一个念头的宁静。也就发现，我们认为重要、总抓着不放的种种想法，开始失掉了绝对的重要性。同时，也就不用再拿任何挫败来责备自己。挫败感，还是离不开念头，也离不开某一个观点。它本身，不存在。

把这个空当带回任何关系，不管多么不圆满。同时带给自己空当，是任何心理疗愈的第一步。它本身也带着我们臣服一切。让我们可以包容瞬间所带来的任何刺激、任何考验。

找到空当，我们接下来对人生也就自然看开，对任何念头也不会那么重视。甚至，对人生也不会再有什么期待。同时会发现，生命不需要承担任何责任，也不需要呈现任何样子。相对地，别人也不用对我们承担任何责任，也不用呈现任何我们要求的样子。其实，我们的要求也不见得合理，离不开主观的期待。

讲白一点，我们管不了那么多的。要管的，也不见得重要或合理。任何"管"，也还只是反映"我"带来的一个大妄想。

我这么不舒服，他是不是一样不舒服？

我这么痛，他大概也这么痛。

我没有安全感，他一样没有安全感。

我怀疑他，他也怀疑我。

我受到委屈，他也好委屈。

我受伤了，他也伤到了。

我觉得他不好，他也觉得我不好。

我很挫败，他也很挫败。

我过不去，他也过不去。

我难过，他也难过。

我不能过，他也不能过。

我这么做，他也这么做。

我假如是他，也会这么做。

这么想，不光可以放过自己，还可以放过别人。进一步讲，连放过自己、别人或不放过自己、别人，都还是一个大妄想。同样是一个由"我"而生，把我捆住的大妄想。然而，生命，也就是宇宙，一点都不在意。宇宙本来就是一个整体，也只是这个整体，不会受到任何念相的影响。

懂了这些，也只能这么说：就让这瞬间存在吧！

一个人，只要懂了这些，而实际执行，会发现人生也只能用这种态度面对任何关系。不光是夫妻、孩子、父母、朋友、同学、同事、客户，就连任何不认识的人，也只能用这种方法去面对。我没有任何期待，我就可以从任何关系，无论亲疏远近，随时站在一个更深沉的空当、更深的宁静来观察。无论我跟谁在互动，我都把自己通过"这里！现在！"这个瞬间，完全交给对方，包容一切。

试试看，生命会变得更友善，我们也轻松地把自己带回到"这里！现在！"

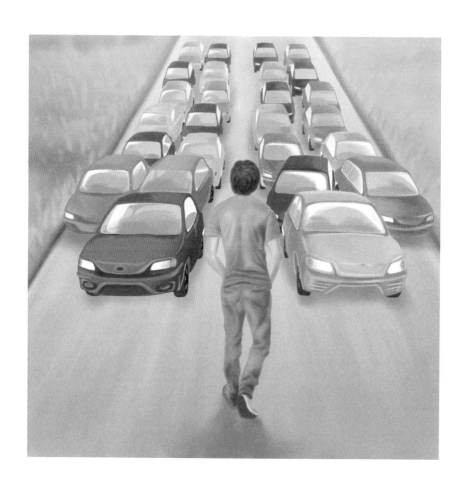

　　醒觉，就是通过这个瞬间，勇敢走下去。虽然这一条路和人类所珍惜的价值是颠倒的，还是要走下去。

第四卷 通过形相，醒觉

通过形相醒觉，本身就是一个大的悖论，本身就带给我们许多矛盾。你可能会说："等等！我们不是通过形相才把意识困住吗？怎么还可能通过形相解脱呢？"表面上看来，确实是不可能的，会认为应该相反。其实，每一个形相都含着无形无相。也就是说，"有"都包含着"没有"。因为"有"也有"没有"，所以"有"才可以延伸到"没有"，也可以变成一个解答的门户。这是古往今来最大的机密。

1. 把每一个形式，当作意识转换的门户

醒觉，也只是通过形相，看到无色无相。

我在这里想作个简要的汇总，希望用另一个角度，来表达前面的章节所带来的观念。

任何有形的东西，包括念头、情绪、事件、物体，这些可以体验到的事物（前景）都含着一个背景。这个背景不是一个客体，它是一个场（field）。这个场是无形的。这个场也是空。任何形式都含着空，从太阳到最小的分子乃至亚原子粒子，也都是空组合的。因为任何形式所含的空，可以说是空衍生出来的。所以，从"有"的形式，走到"没有"的一体意识，不需要经过任何"动"，就可以得到。

差别在于，意识锁定了什么位置来看一切。也就是意识用什么角度看这世界，看这一切。

任何形式，只要可以想象的或是体验的形式，都是意识的客体。前面也提过，从我们的角度，连上帝都把他化为意识的客体来解释。甚至还会进一步，形容上帝是年长的男士。这个表面上的矛盾，其实有个合理的解释。因为任何形式或经验要生起，它本身就要靠我们有局限的脑予以组合。这个局限的脑受到二元对立的原则所限——有主有客、有我

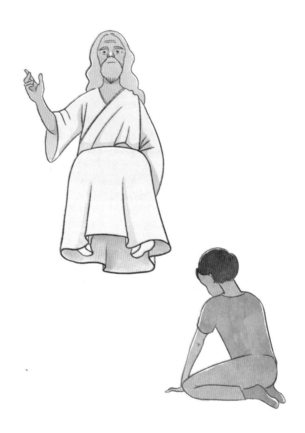

　　我们从来没离开过客体意识，把每一个现象都分成可被体验的客体和能体验的主体，并以"体验"这个动作联系主体和客体。连上帝我们都把他画成一个客体。比如说在西方，上帝应该是一个年长的白种男士，而我们只是小小的子民。我们和上帝之间存在着无限大的隔离，永远也达不到主的地位。

有你、有意识、有意识的客体。有这样的对立，才可以被念头所叙说。

所以，我们看到、体会到的这宇宙的一切，包括念头，都受到我们脑天生的局限，而被扭曲成为客体。就好像科学家在做实验，看到最后的结果，都脱不了观察者、观察方法的关系。也就是说，没有所谓的"客观""独立存在"的结果，这是量子物理学早就证实的结论。

这个宇宙，我们所看到、所体会的宇宙，也只是如此。我们认为很客观、很坚固的实体，一点都不客观、不坚实。我们再怎么努力去观察、检讨、追求、分析，都没办法把这个宇宙、这个生命，也就是真正的我描述清楚。因为这本身就受到语言、念头、观察的限制和扭曲。可以说——我，真正的我，看不到我自己。因为只要看，或通过任何"动"，我已经把真正的我分裂成主体和客体了。这么说，真正的我，连一个主体都不是。也就是说，我们耳熟能详的"我有生命""我失去了生命"这种说法，根本是矛盾的。因为我只能是生命。

我，就是。

而我，就是生命。生命，也只是通过我才能存在，不可分割的。

只要有分开，包括"看到""体验""成为""做到""活到""想到"，甚至"理解""领悟"乃至其他的"动"——我所看到的、种种可以体会到的，也就只是生命的一小部分，都是把无限大的意识局限到一个角落，才可以用念头和语言表达出来。

前面说，任何形式或"有"，都包括了无形或"没有"。不是这样的话，从"有"我们绝对找不到"没有"，找不到"空"，找不到整体。

就是因为"有"随时带着"没有"，我们才可以从"有"走出来，得到解脱，而一点都不会违反歌德尔定理或任何哲学的发现。"有"包括了"没有"——这是佛陀、耶稣、老子……历史上诸多圣人都理解的，也是我们最普遍的状态。

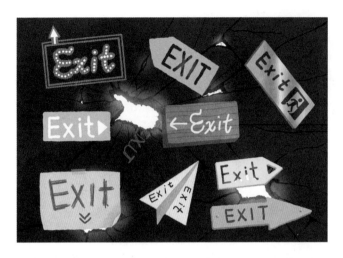

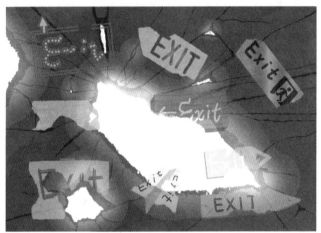

　　无色无相的一体意识，通过每一个形相，每一个角落，都可以让我们找到。就像上方的图，每一个出口的标签，就代表人间的种种形相，而一体意识就像光一样，通过每一个形相，都可以亮出来，让我们偶尔可以看到。下方的图，要表达——有时候，通过人生承受不了的悲伤、危机，甚至死亡，这些形相开始化掉，不再那么坚实。这些状况，我们也可以称为恩典，会让一体意识的光明大量地透进来，让我们的人生发生一个彻底、全面的转变。这就是醒觉。这么说，人生的经过，所遇到的每个人、每件事都是出口，都是醒觉的大机会。

但是，通过形式的吸引力，我们都被各式各样的形式困住了。看不透，也看不穿。这是这一生最大的谜题。

回到全部的我、全部的你，也就是看穿人生最大的谜题。

要解脱，也只是轻轻松松地从"有"移动到"没有"。

从有形有色，到无形无色。

从过去未来，移动到这个瞬间。

从念头，移动到无思无想的空当。

也只是这样子。

每一个有形的东西，也都可以成为一个通往意识的门户。通过这个门户，可以让我们脱胎换骨，跨越人生的痛苦，甚至化解上万年文明所带来的悲伤。只要我们轻轻松松看透每一个形式，清清楚楚知道它本身就是从无形化现出来的，它就可以成为一把钥匙。

2. 当下是个场

活在当下，也只是完全接受生命所带来的各种变化。

每一个形式都可以当作一个意识的门户。只要我们轻轻松松看到这个瞬间所带来的任何形式。看着它，欣赏它，完全投入它。让任何念头自然起起伏伏，自然消逝，本身就带给我们意识上的转变。

停留在瞬间，本身就可以带给我们一个平静，甚至宁静。站在宁静，就让我们观察到"没有"或是"空"。或是反过来，它会让我们从"空"看到瞬间所带来的任何变化。活在这个瞬间，接着活在每一个瞬间，也就自然把生命的整体找回来。让我们轻轻松松体会到一体意识，体会到全部的意识。

每一个形式，不管是好坏、恐惧不恐惧，我都可以容纳、接受、不抵抗。也就那么简单，就把当下，也就是"这里！现在！"找回来了。严格讲，当下是找不回来的，它本来就存在。所以，"不做"比任何"做"都更快、更直接让我们体会当下。我们最多也只是放松，让"这里！现在！"自然开展。

最有趣的是，只要把注意力轻轻松松地集中，集中在哪里？集中在"这里！现在！"也就够了。不让注意力流散到别的地方，不让注意力流散到未来、过去，念头也就自然消失了。

不光念头消失，"我"也跟着消失了。"我"其实也只是一个形相，只要不通过形相造出一个身份、一个自己，"我"自然会缩小。缩小到最后，只剩下一个影子。最后，就连影子都消散。一个人，也自然醒过来了。

醒过来，也突然完成了人类的演化。想不到的是，这个"我"是通过万年的制约所成形、所巩固的。竟然可以通过一个瞬间、一个刹那，也就是说，不需要时间就可以跳出来。这，才是人生最大的一个奇迹。

没有念头，我们照样可以运作。想不到的是，每件事情反而会更顺。反过来，不顺，我也可以接受。因为我对任何东西不再期待，接下来自然就没有对立。这样说，高矮、美丑、顺不顺、好不好，都跟我无关了。它们只是生命的条件、生命的状况，在整体的我内不成比例，也不相关。

这些话，含着另一个更深的意义。也就是说，我们完全交给生命。生命就突然拥抱了我们，活了我们。只要我们鼓起所有的信心，对生命和宇宙一点一滴都不怀疑，生命就在任何角落活起来了，保护我们，带着我们前进。我们再也不用怀疑任何瞬间带来的一切——不管表面上多坏的事，包括危机，包括灾难。这一切，其实含着更深的意义，是我们通过头脑不可能理解的。生命有它的安排。我们也就全面接受它吧！对宇宙带来的一切形相，我也只能如此表达我最高的敬意。

针对好的事，我也是如此。对这个瞬间所带来的任何事，我也都只是如此。就算对这个瞬间，几乎没办法承受，知道了，也只是如此。对每一个瞬间，我都用 YES! OK! 来面对，全部阻碍自然就消失了。没有阻碍、没有念头。没有念头，更不用谈烦恼或萎缩，就连满足不满足都与我无关。我不再需要去分别、期待甚至追求。哪里还有问题？哪里还

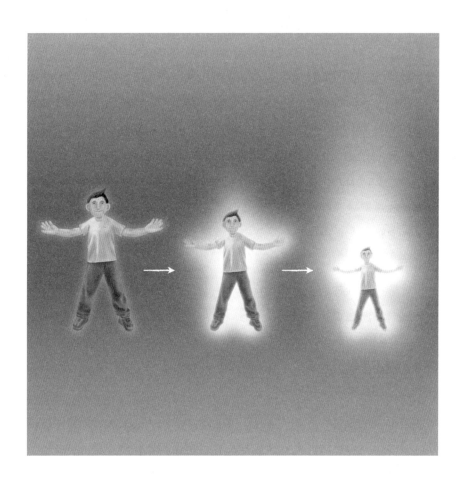

　　人生的演化，也就是把无形无相的面积扩大，让有形有色的"我"减小甚至消失。从图左到图右的变化，就是在表达这个观念。

有一个修行的观念存在？更不用再谈静修、再谈功夫了。

这样一路走下去，我们任何动作都是一个神圣的、臣服的。一举一动都是臣服。我们以一个清明而不受制约的角色来进行，会发现人生突然有意思了！不受限制了！样样都鲜活起来了！我们也从千万年无意识的昏迷中醒来，重生。

每一个身体的部位，也跟着活跃起来了。充满了能量，而点点滴滴完全投入生命，和生命达到一个整体的共振。

接下来，也不用追求好事坏事，自然只可能做好事。因为生命跟我分不开，我任何动作都跟这个瞬间、跟这个生命是接轨的。

理解了这些，就会突然体会到：当下不是主体，也不是客体，不是一个可追求的东西，它什么都不是。唯一文字可以稍稍贴近的，就是用"场"的观念来理解"这里！现在！"当下，本身跟这个生命的根源离不开。生命的潜能、生命的场，也只是通过当下所反照出来的。它只是一个能量场，也只是一个螺旋场，也只是因地，也只是一体意识。从这个场、从这个没有，宇宙的万物可以化生出来。

更想不到的是，只有通过当下，也就是"这里！现在！"我们才可以超越任何"体"。不管是身体、以太·星光体、情绪体、思考体（理智体）、宇宙愿心体、宇宙觉知体、灵性体……这些更微细的体（我在《静坐》一书也提过），同样都是由物质和形相所组合而成的。跟物质的身体一样，要受到制约才得以存在。每一个体，都带给我们约束和设定。让我们从无限大的宇宙，局限成一层层有界限的体。

唯有通过当下，才可以充分活在每一个体的瞬间，甚至超越它们。也就是说，通过当下我们才可以整合生命全部的经验，包括看、感受、观和种种层面的体悟。可以这么说，站在一个螺旋场来谈，当下、"这里！现在！"本身就是推动演化的一个力量，最原初的力量，让我们可

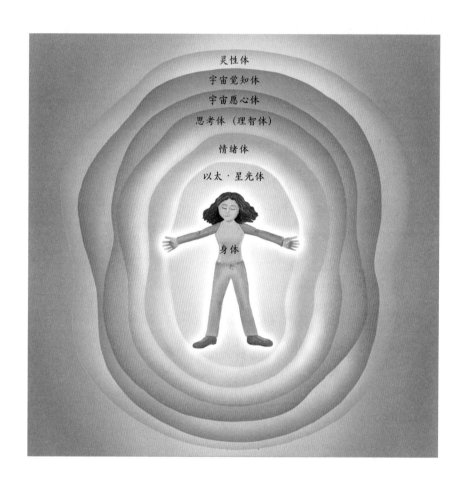

灵性体
宇宙觉知体
宇宙愿心体
思考体（理智体）
情绪体
以太·星光体
身体

　　体验人生，也就是通过每一个"体"来体验这个世界。这张图中，最里面的是身体，往外是其他更微细的体：以太·星光体、情绪体、思考体（理智体）、宇宙愿心体、宇宙觉知体、灵性体……愈往外，愈微细。我们通过这些"体"来看着这个世界。这些"体"自然会组成一个"我"的体。这个世界，也是通过一个"我"在体会的。然而，它最多也只能带来一个局限的意识，要穿透这全部的体，才可以回到全部的生命。

以从人间大步地跳出来。

很多朋友会认为，修行是从比较粗重的肉体转到更微细的体。以为解脱是进入思考体或灵性体这些比较微细、精妙的体，可能穷极一生都在追求这方面的境界。举个类似的例子来说，天堂的境界当然比人间更微细，我们会认为是更高的层面。但它本身还是有形相的（有个"天"，有个"堂"），本身也离不开有条件的意识。

想不到的是，我们只要投入到这个瞬间，通过瞬间所带来的螺旋场、生命场，我们就可以跳出一切。甚至跳出任何体，到一个无体、无色、无形的生命。

前面我们也谈到，除了"我"，还有"家庭我""文化我""社会我""民族我""地球我""人类我"，同样都是我们万年来的制约。要解脱，这些种种的"我"都要粉碎。同样地，也只有这个瞬间，这个当下，所带来的螺旋场或是生命场，才有这个力量，让我们跳出任何"我"的境界。

我再重复一次，宇宙是通过我们才知道它自己的存在。这么说，离开我，也没有什么宇宙好谈的，因为我跟宇宙从来没有分手过。我本身就是宇宙。我本身就是生命。倒不是通过生命哪一个角落或任何东西、任何经验，可以把我全部的生命、我全部的存在描述出来。任何语言所可以表达的，也就立时把无限大的生命化为局限的小部分。

这一来，我也只能接受生命通过瞬间所带来的任何变化。因为这些种种变化，从来没有跟我分开过。反过来，跟这些变化计较、对立才真的是矛盾。

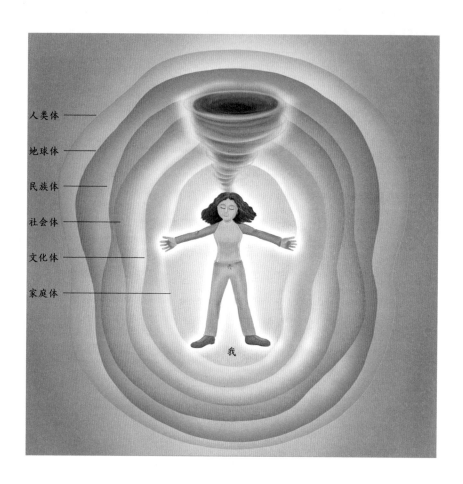

人类体 ——————

地球体 ——————

民族体 ——————

社会体 ——————

文化体 ——————

家庭体 ——————

我

　　肉体、思考体、任何体，甚至"我"、家庭、文化、社会……种种制约而生的体，只有在一个点可以交会，而这个点就是"这里！现在！""这里！现在！"产生一个能量场，而这个能量场能旋入每一个体。人生没有别的点，能像这样汇聚所有的体和无色无形的一切。在这个图里，最内圈表达的是人体，往外一层一层的，是包住人体的更微细的体。

3. 向万物说是

跟瞬间接轨，就是解脱。

向万物说是，就是承认宇宙，也就是生命——是不可能犯错的！

也就是说，一切如此，也只是如此。

再进一步讲，我们这一生来，所看到、体验到的一切，也就是这样子，不可能不是这个样子。可以接受这个观念，就突然没有什么好计较的、没有什么好原谅、没有什么好追求、没有什么好期待、没有什么好规划、没有什么可得不可得。我们可以完全容纳这个瞬间带给我们的一切。

对好的事，我也拥抱，说"是！"，对不好的事，我也拥抱，说"是！"，再怎么痛，我也拥抱，说"是！"，再怎么痛心、痛苦，也只是说"是！"

"是！"到底，自然就让我们停留在这个瞬间、当下。甚至，连当下的观念都消失了，就是！

就是什么？

就是！

这是我们一生来，要学习的最大一个功课，最重要的一个功课。严格讲，它连功课都不是，因为没有什么"动"存在。

好笑的是，正因为我们不接受、不承认、不认为，所以对人生总是带着一种对立、抵抗、矛盾、萎缩。其实，任何形相本身就是萎缩。而萎缩，就是"我"。不萎缩的话，生命就是永恒、无限、一体。生命种种的体验，包括看到什么、感受什么、想到什么、体会什么，全都离不开形相，也离不开萎缩。去抵抗生命，去抵抗瞬间，才是矛盾。因为它本来"就是"，你再怎么抵抗，还是"就是"，不可能不是。

一练习

这样一来，连我们在最悲伤的时刻，可以让那个瞬间就那么存在了。容纳那个痛、容纳那个悲伤、容纳一切，包括喜乐。

让它存在。不再加另一个解释、说明、分析、衍生、投射。

向万物说是，我们突然重生了。我们再也不活生命，而是让生命来点点滴滴地活我们。意识通过我们来延伸一切，我们只是变成一个空的容器，只是一个能量的通道，清清楚楚同时体会到"有"与"没有"。

再说一次，活在这瞬间，把全部的你找回来，也就是接受这瞬间带来的全部、一切。也就那么简单。

我再也没有什么人生的故事好谈、好计较、好忏悔。我跟我人生的故事是两回事。我人生的故事，不管再好、再坏，也只是小小的无常的部分。它会生起，也会消失。然而，真正的我，是不生不灭的。

宇宙还没有爆发出来前，我已经存在。全部星球都灰飞烟灭了，我也还存在。

我其实没有生命。

我，就是生命。

我，就是。

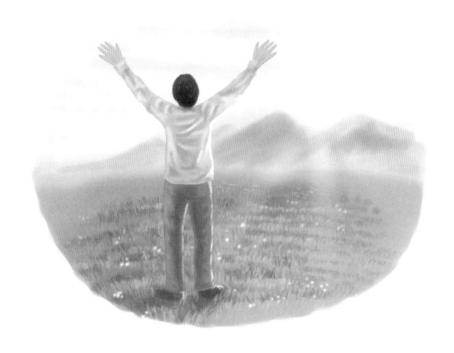

　　对人间所带来的每一个形相，说"是！"也就是对生命带来的种种变化，表达最高的尊重，表达最全面的接受。对一切说"是！"也就是表达我再也没有任何疑问。人生，再也不是问题了。我跟生命完全接轨了。这张图里的人，看着太阳，伸出双手，说"Yes!"，也只是表达这些理解。

4. 我什么都不知道

I know nothing.

醒觉，是从知（known）到未知（unknown），甚至坠入不可知（unknowable）。因为任何知识，不管再怎么稀奇、美、深刻、独特，也只是一个经由我们客体意识所创造出来的客体，只代表了整体的我、整体生命的一小部分。我们越投入、越宁静，宁静就是当下，自然会发现，知道再多，不知道的东西更多，远远更多。我们不可能用一个局限的脑（再怎么发达、再怎么伟大），可以去了解无限大的生命、无限大的宇宙。它本身就带来一个不可能解答的矛盾。

完全醒觉过来，连这个未知都不会再去追求。完全包容这一切，甚至可以不可知。不要小看这一个观念的转变，要彻底做到，需要比从蚯蚓进化到人类更大更大的一步。

这是因为一般人还落在"我"的境界，而这个"我"自然会去抓信息、抓知识，甚至抓经验。这些知识、经验本身就是喂养"我"的养料。有些知识，"我"会接受。有些知识，"我"不接受，甚至反对。这些反应不只一直让"我"存在，还可以强化"我"。我们人有时反弹和抵抗越大，把对方推向敌方，才让"我"更能够生存。也就是说，反弹越大，"我"的观念越强化。

假如，突然让一个人进入未知，甚至不可知的状态，"我"是不可能接受的。它受到威胁，眼看着自己就要消失了，不可能把"知"放下的。叫"我"到未知，比死更可怕，更不用讲"不可知"。这就好像叫"我"从山顶上往下跳，是再恐怖不过的。"我"一定会反对到底。把我们一生、人类上万年文明带来的制约丢掉，让"我"重生。这种想法，比什么观念都令人恐惧。

我们每一个人都有过莫名其妙受委屈、被冤枉，甚或被诬陷的经验，有些情况根本匪夷所思。我现在所谈的"进入不可知"也就是在这个时候，可以找到生命的空当。站在这个空当，容纳一切。把"我"放下来，完全信赖宇宙的安排，不用再去追究、不再去辩解。这才是"不可知"为我们带来的真正挑战。也是我们要醒觉、要跳出人间的第一步。

"未知"和"不可知"还带着另一个层面的理解。我们仔细观察，从早到晚，我们面对每一个人、每一件事、每一个东西、每一个状况，我们会再加一层说明、解释、评价、结论。比如说，我们在路上碰到一个人，接下来，念头就不断地开始飘：这个人上回在哪里见过、他今天穿什么衣服、他看来气色不错、他可能还会记得我们上次见面说了什么……就连一个很单纯的东西，比如看到一棵树，我们都会立即加上高、低、大、小、茂密、瘦弱、哪一种树等描述，不放过任何一个贴标签的机会。这是我们每个人从早上一睁开眼，到睡觉前最后一个念头，都离不开的不断地归纳和分别。

进一步观察，这些种种的概念，仍然是一个局限的脑所产生的，对我们全部的生命根本不成比例。我们认为重要的观念，其实还是一个表面的表达，是从"我"的角度来标示的。跟这个东西、这个人的生命本身一点都不相关。我们也不可能用这些标示，达到真正全面的了解。

这么说，没有任何一个我们可以知或不可能知道的东西，有绝对的重要性。所以，不要再加另外一个念头或概念。也就是充分领悟到生命的整体，不可能任由这些局限的变化或观念来代表。完全跟"未知"和"不可知"接轨，也就是完全不在意有什么好值得知道的。也就是自然进入瞬间，活在当下。生命也就突然变得友善而单纯了。

严格讲，我们就是失掉任何所知的一切，可能又有什么后果？用最坏的情况来说，我自己的名字、我这一生带来的身份，或是别人对我累积的种种看法，都失掉了，可能有什么后果？难道我的生命就不再存在了吗？我们仔细观察，我的名字、身份、期待、一生的故事，还只是一个大妄想、一个大念头。所以，我怕失掉的，都还只是一些念相，也就是由念头组装成的虚拟世界。

奇妙的是，这个"我"毁灭掉之后，生命竟然还存在。不光存在，整个生命甚至通过我活起来，重新组合，变成一个不可思议的天堂。于是，天堂就落到了人间。

用前面从山顶上往下跳的比喻进一步来说，跳下"不可知"的深渊，反而接住我的，就是上帝的手。让我从这个人间跳出来，进入一个不可思议的天地，让我重新启动一切的人生。

其实，每一个人早晚都会跳这一步。早一点，晚一点，也只是根据一个人的成熟度，我们也可以用古人所说的"福德"来表达。

最后要跳的这个勇气，是完全通过恩典才得到的。

通过恩典，配合成熟度，我们自然就充满了信心。我们也可以把这信心，称为信仰，而这才是真正的信仰。也就是说，信仰成熟的话，也只是让我全部接受、全部容纳这个生命。

我，就这么轻轻松松，便化为一个不可思议大的生命场。任何身边的人、身边的生命，都能感受到我这个场。

进到不可知，包容不可知。我的每一个瞬间，都变成生命的最大秘诀。

也只有完全接受不可知，生命才来活我们。我，跟生命就分不开了。

难的是，脱离这个"我"，把念头消失掉，从"有"到"没有"到"空"。就好像从山顶上跳下来，让"我"没有任何安全感，担心自己不存在。

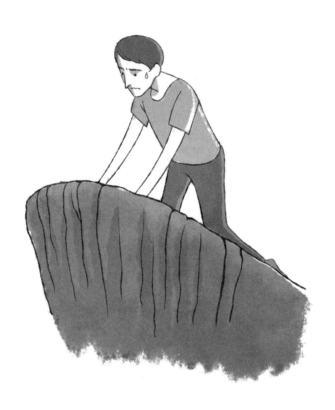

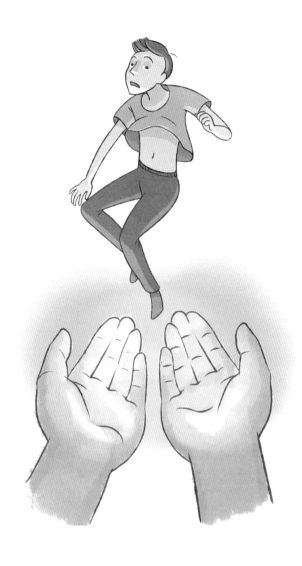

　　通过恩典，一个人从人间跳出来。这一步，就像从山顶往下跳一样，从"知"到"未知"，甚至进入"不可知"，也是人最大的考验。虽然跳得惊险万分，想不到的是，跳出这个人间，就是进入一个最大的奥秘——上帝在那里等着我。其实，也从来没有离开过我。

5. 什么都不知道，我每一步都是最后一步

什么都不知道，我每一步都是最后一步。

什么都不知道，生命跟我也不再分离了。

什么都不知道，我的心突然宁静了。没有杂乱或烦恼好谈的。因为我跟一体意识或宇宙再也不分家了。其实，宇宙是通过我体会一切。我也只是这个宇宙延伸出来的一部分。通过这个肉体，这个表面局限的肉体，轻轻松松体会到永恒和无限大的我。这个我，已经不是主体或客体好描述的，没有经验好谈下去的。我，轻轻松松存在。我，就是纯的意识。一切知道，一切也不知道。一切与我无关，一切也与我相关。

什么都不知道，我就可以轻轻松松地看着人间，并体会到一切人间的变化。包括痛苦，都是万年来的制约，所带来的一个因所结下的一个果，而这个果再成为下一个因，结下下一个果。我们每一个人在这人间，都被自己的因果、家庭的因果、民族社会的因果、地球的因果等绑住，从来没有看穿过。

讲到因果，自然会想到轮回的问题。很多朋友常常问我生命轮回的大问题。每一次碰到这个问题，我也只能这么回答。

不要说因果，我们连一个念头都没有断过。念头就像一个水瀑，不

臣服，迎接未知与不可知的大浪

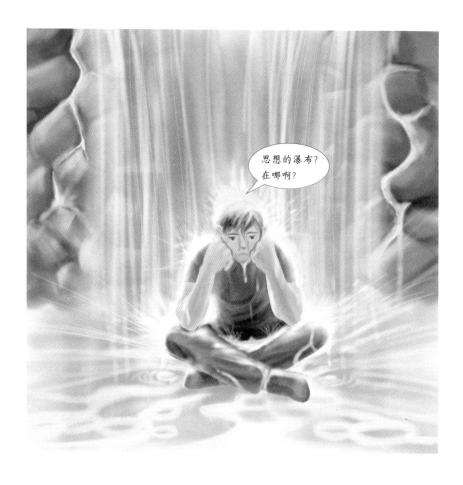

　　念头就像瀑布，从来没有停过，我们在这个瀑布下面，根本没发现我们的世界就是这些念头组合的。停下这念头，就从人间跳出来了，自然就进入"这里！现在！"

断往我们头上冲，让我们看不清周边除了念头以外还有什么。也就是说，连念头都在不断地轮回。我们的生活，通常也就是通过不断轮回而来的下一个念头。这念头再带来下一个念头、下下个念头，跟过去、跟未来从来没有分手过。就这么，带来一连串的制约，还从制约带来痛苦。

连一个念头的轮回，我们都挡不住。就算真有前世今生来生的轮回（这是个大题目，我这里不细谈），轮回的辩论对我们的帮助，其实是很有限的。这一生来，我们连真正的我都找不回来。再多几次轮回，究竟会有什么帮助？

解脱，是把种种的念头，踩个刹车，让我们能从念头的轨道上跳出来，把任何条件所没办法设定的"全部的我"找回来。

解脱的第一步，就是从知道，转到不知道。

什么都不知道，我可以轻轻松松地决定不再理会它，不再参与这个游戏。容纳它，容纳一切。让它自己生，自己死。活在宁静。

什么都不知道，我每一步，都把它称为是最后一步。不怕死。其实，不可能死。我还有什么好怕。再怎么痛，可以到极点的痛。我就清清楚楚地让它痛吧。再怎么悲伤，我也是清清楚楚地让它悲伤到底吧。再怎么好，我还是把这一步，当作最后一步。

我选择跳出这个人间，回到自己的心，再也没有一句话可谈。一切人生的规划，过去的故事，未来的期待，也只到如此。

什么都不知道，我就轻轻松松醒过来吧。

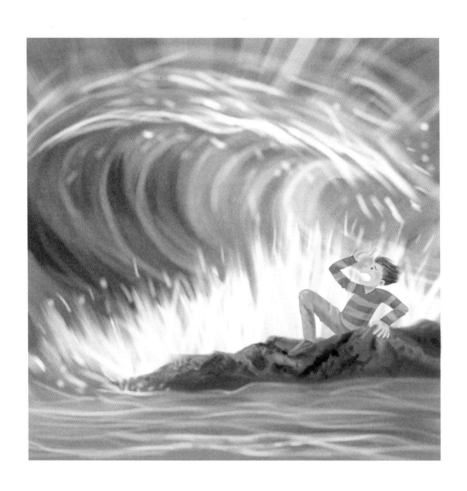

　　对一般人，从一切都知道，到一切都不知道，甚至到一切都不可能知道。就好像掉到未知的海中，好不容易找到一个可以靠着的岸边，突然又见到了海啸要来吞噬我。连下一个瞬间会不会存在，都不知道——下了这个决心，才可以把全部的生命找回来。

我在这里，想分享之前在《联合报》专栏的一篇文章，用另外一个角度，将"臣服"这个主题做一个整合。

首先，我想表达的是，多年来，我一直在不同的场合、不同的文章中，试着解释"全部的你"的观念。或许，你也看过这些文章，也认同这些作品的重要性。我们通过报纸和杂志专栏，一有机会，就将这些观念普及。我相信，你读到了这些，也会跟身边的人分享。

由于专栏篇幅有限，我在解释概念时不得不予以浓缩。然而，我相信通过《全部的你》所带来的基础和比较系统化的解释，你现在读这篇文章，因为已经有了自己的体会和观点，会觉得这篇文章更明白、更平易近人了。

假如我说对了，我当然很为你高兴，希望你已经能更深一步，踏进全部的生命。

全面臣服：活出你的生命

2015.10.18 刊登于《联合报》专栏

我在《静坐》这本书描述的"实相"，很可能和多数人的理解恰恰相反。我所谈的"实相"，是我们存在的"全部"，是本来圆满，本来完美，根本不需要我们努力去"修"去"得"。换句话说，我们早就在那里。我们本来快乐、本来慈悲、本来就与万物有情的全部合一，同属那无分无别的意识。无分无别的一体意识无处不在，润泽一切有情，所以，我们早已安居家中，不需要做什么去"得"，只要记得。

这也意味着，我们眼中的形形相相，以及我们想出来的形形色色的想法，其实没有那么真实。实相浩瀚，远远超过有形有相的一切，那才是我们生命的全貌。我们是浩瀚的。我们是全部的生命。我们就是。我们既是有形有相，也是无形无相。超越形相，或许就是我们来此要学的最大一门功课。醒来，看见我们本来圆满、无形无相的本质，或许就是我们来人间走这一遭的真正目的。

这是完全不同的实相观，如果你

接受了，它会指出一个我们目前还看不清、理不明的人生方向。这个实相观，是我们一听到，就想要亲身体验甚或亲身活出来的。

你会问，怎么活出本来无形无相的圆满？

最简单的方法，就是臣服。臣服意味着接受我们身为人的处境，所有处境本来的样子，任其绽放，任它开展。臣服是接受一切，接受所有好事，也接受所有坏事。臣服是接受重重的念头和想法，接受我们时时刻刻所经验的一切。好的经验，我们接受。坏的经验来了，我们还是接受。可能，这一生最痛心的经验来了，这种时刻肯定不少，我们还是接受。你要抗议了，怎么能接受那些受不了的事？怎么能接受那些不公平？怎么能接受那么痛心的事？那么，就臣服于"你无法臣服"的事实吧，臣服于我们的不甘心臣服，还是臣服。

如果我们能做到这一点，那么，生命会脱胎换骨。我们全心全意接受眼前的一切，头脑马上会安静下来，所有不可承受的，突然之间可以承受了，所有的人间惨剧，知道怎么应付了。臣服，带来恩典。臣服，带来平安。臣服，不再和眼前的一切作对。

活着，不再和眼前的一切作对，不再和生命中生生灭灭的一切有形有相作对，不再和所有的好好坏坏作对，这一来，我们的心会突然打开，对无形无相的一切打开，我们发现了一个世界，比原本束缚我们的有限形相更广阔，更浩瀚的境地。我们安住于臣服，超越了有形有相的世界。

如此一来，臣服就成了我们活出更大维度的真实生命的关键。在臣服中，我们活出真正的自己。我们一整天，在完全的接受和臣服中所做的一切，会带我们回家，回到内心真正的家。唯有充分体认到自己不光是这一具身体的形相，更不是眼前生生灭灭的一切，我们才可能活出臣服，才可能一言一行都在臣服之中。我们其实是全部的生命，只不过暂时化现在这一具血肉之躯。活出这一体悟，也就是所谓的超越，安住于奇点的体悟，带我们越过人生的局限。

正因如此，臣服是所有灵性法门和人生哲学的精髓，是活出永恒本性的关键，在现今世间的不安和动荡中，是我们极需的。

在完全的臣服中，请让我的心拥抱你，愿你活出喜悦平安的臣服生命。

6. 到处都是恩典

恩典，是得不到的，反而是宇宙来恩典我们。

既然醒觉是得不到的，因为它本来就是我们的生命。那么，又怎么可以醒觉？这表面上又带来一个矛盾：既然没办法追、没办法拿、没办法得，那要靠什么来醒觉？

醒觉，是通过恩典。

通过恩典，醒觉自然会涌现。也可以说，就好像一颗种子通过水分的滋养，它自然就萌芽了。但是，它萌芽的潜质是本来就存在的，不能由谁带给它，也拿不走，它本来就有。同样地，一颗鸡蛋要破壳，也是通过种种的条件。时间到了，新的生命就破壳而出了。

这些种种的条件，我们可以称它为恩典。

这么说，恩典其实跟我们不相关，至少跟我的小我不相关。它不可能用任何条件去描述的。时候到了，也就是如此。要醒觉，就醒觉过来了。醒过来的时候，回头看，会发现不可解释的是，我们人类经过了万年的文明、万年的约束才累积下来的痛苦的遗传，通过一个瞬间，竟然就可以脱离。也就是醒过来，不需要时间。这是人生最大的悖论，也是最大的奇迹。

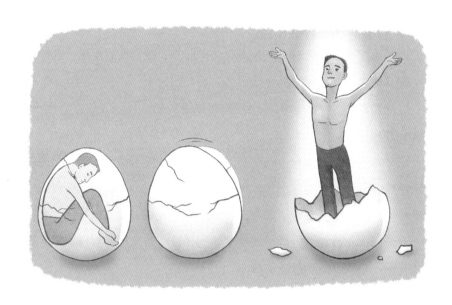

　　我们被困在人间，就好像被封在一颗蛋里头。通过恩典，也就是宇宙的无色无形的力量，早晚我们的壳会裂开，让我们重生出来。早晚，每一个人，每一个生命，都会打开来，回到一体意识。

这个悖论、这个奇迹，我们没办法解释，也不靠功夫或追求好谈。所以，也只能用神秘的"恩典"，来表达宇宙让我们尽快醒觉的加持力量。

我多年来，在很多场合提到，地球正在以相当快的速度改变频率。通过这个频率的改变，人类提升、演化的速度加快。从另一个角度讲，也同时加强了二元对立，有好，有坏。在这种加速对立的状况下，从来没有过另外一个时代，能像现在的地球一样，给人类带来那么多机会，又同时带来那么多危机。也从来没有一个时点，我们人有那么大规模的整体提升机会，又同时可能承受那么大范围的毁灭。

这都是我们人类的恩典，让我们试试看，怎么样把大的毁灭危机，转成大规模同时醒觉的机会。

从另外一个角度来看，也就是说，我们这时候不醒觉，人类再继续这种疯狂，让"我"的分别、比较、斗争不断壮大，会带来不可思议的负面后果。可以说，对地球的存亡，我们人类正是关键的枢纽。

我们只要看看身边，虽然地球文明到了最蓬勃发展的阶段，但人类正遭遇最不愉快、最忧郁的年代。

其实，严格说，没有危机，也就没有机会。所以才说，连痛苦都是恩典。甚至可以说，痛苦到了极点，到了没办法忍受的地步，是最大的恩典。人，只要可以包容任何苦难，包容任何人间所带来的危机，把一切看得——就是，就是如此。通过苦难，可以找到上帝，可以把"真正的我"找回来。让我们在没有出路的状况下，而可以完全臣服。这，就是人生所带来的最大的恩典。

我们不需要再计较，这一生所经过的悲哀和种种不顺的事。因为人都在一个无意识的昏迷当中。也不用再计较人带来的仇恨、残酷、粗暴。我们常常认为身边的家人、亲人带来了难以置信的伤害、情感的撕裂，从任何眼光来看都不可思议。但是，把这一切当作最大的恩典，也只是这样子，不可能不是这样子。任何抵抗的念头，也就自然消失了。这种最极端的痛苦，会让我们跳出时空，和瞬间完全接轨。

讲得更明白一点，古人很早就说，活在天堂是不可能解脱的。一个人一定要通过种种的冲击，才会想走出一条路。

也因为如此，我多年来，很希望跟受刑人接触，用种种的方法，不管是通过感恩日的创作活动，或是通过静坐教学，都跟这个族群有所连接。同时，也跟癌症末期或重大疾病的病人，或是受了严重创伤的当事人接触。因为我知道，大的痛苦，大的绝望，会带来大的解脱。也通过《全部的你》的出版，可以让这些朋友突然跳出人间的状况而得到宁静。

我相信，你也只是如此。也是在人生打转、流浪、受伤，才会通过这本书和我相遇。你的悲伤和心痛，反射了人类有史以来整体的苦难。然而，痛苦的路，也走得差不多了，也就该醒过来了。

所以，我希望每一位读者要把握住人生的机会，不要再从自己的故事——不管多痛苦、多悲哀——来着手。因为，从人生故事的内容来着手，是永远解不开的。人间的变化本身，就是无常，也都是脑的境界所创出来的。要跳出人间，一定要从另外一个意识层面来着手。反过来，要从任何有形的境界得到解脱，都要从无形的空来着手。这不光是一个哲学最基本的道理，也是物理最基本的定律。

7. 生命来活你

把生命全部交出来，一个人就自然活在当下。

活在当下，活在"这里！现在！"一个人的念头、生命价值、言行举止就完全改观。会发现，生命也只有当下。宁静，也就是当下。连爱，真正的爱，也只能是当下。更不用讲，喜乐和圆满也都只是当下。

在每一个瞬间，我"在"，倒不用考虑或投射到其他的瞬间。过去，就过去了。未来，还没有来。未来，就是要来，也要通过这个瞬间才得以呈现。一切呈现出来的东西，最多只停留在那个瞬间。瞬间过了，样样也过去了。这么说，全部的生命，离不开瞬间。这个理解，也是古往今来大圣人最大的一个领悟。怎么讲，也只是这样子。

然而，任何语言的表达，也最多是一个路标，没办法把"那个领悟"描述清楚。把自己全部放下，天和地就自然合一，而且跟我分不开。这样理解，会发现，一切都是颠倒的。

虽然前面提过很多次，我一定要再次强调，其实是空来空我们，生命来活我。因为，什么叫作主体（生命）、客体（经验），已经没有什么好区分了。我们突然会体会到人间是一个游戏场、一个舞台。让我们通过这出戏，让那未曾创造、未曾显现的意识，通过我们化身、体验和

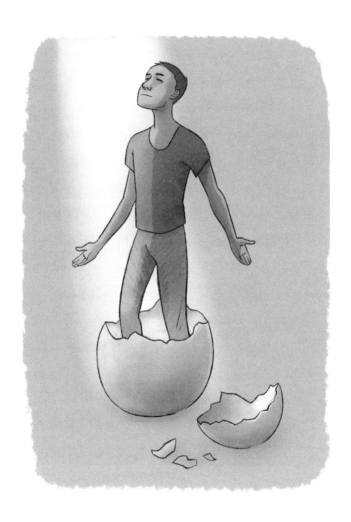

　　人生的壳打开之后，我们自然进入全部的生命，也就是醒觉过来。每一个人，早晚都会醒过来。急也急不来，慢也慢不了。醒过来，也只是如此。

欣赏。

突然，人生不再那么严肃了。因为任何严肃的东西，也只是一点经验。不管多严重，都只是在我们全部的生命中太小太小的一部分。不光是不成比例，根本没有任何重要性，没有任何存在的必要。我们也最多轻轻松松让它过去吧。接受它吧。臣服吧。

宇宙真的不在意，对任何东西都不在意，甚至对我们的生死都不在意。因为我们生死和个人的故事，也只是在无限可能性中的一个可能性。我们来了，走了，也就过去了，也就是如此。对宇宙来说，连一个学习的观念都没有。不光我们没有什么好学的，宇宙也没有什么好学的，更没有什么好教的。一切根本无关，一切跟一切无关。

因为我们本来就已经是完美、完整、全部。一点一滴加不上去，减不下来。再怎么加，也只是如此。再怎么减，也只是如此。追求也追求不来，学也学不到。因为我们就是他！我们就是宇宙，宇宙就是我们。我们就是生命，生命就是我们。这个宇宙可以演变出来的万物百态，也都只是我。

其实我，就是。

8. 真正的爱，就是爱自己

真正的爱，是在万物百态中看到上帝。爱是随时看到上帝，在每一个角落，甚至在每一个形式的展现中。

大多数人都认为自己才懂得爱，还因为身边亲爱的人没有同样的体会而心灰意懒。更不用讲，分手只会带来更多伤痛。父母通常会强调无条件的爱，但我们仔细看，人间其实没有无条件的爱。任何爱都有条件，都含着一个期待。只是有些期待相当微细，不容易发现。所以，任何爱的关系都是无常的。从爱，很容易转变为仇恨。我相信这是每个人早晚都会经历到的。常常讲别人不懂什么是爱的人，自己反而要注意、要反省。

反过来，只有爱自己，才是永恒的爱。但是，这个"自己"不是人间所想的"我"。这个"自己"是包括"真正的我"，真正的自己。也就是包括全部制约组合的无常的"我"，再包括永恒无形无相的大我，才是"真正的我"。所以，真正的爱，就是爱我的一切。也就是上帝，也就是宇宙，也就是生命。

通过每一个形式，我们都可以把真正的自己、真我和爱找回来。因为你也只能在每一个有形的东西中看见自己，所以也只能找回自己、找回爱。用这种解释，我们也可以同时说——全部的你，不光是爱，也是宁静，也是喜乐，也是永恒。

释迦牟尼佛在两千五百多年前，在《妙法莲华经》提出——每一个人都会成佛。当时，这种说法造成大弟子的质疑，五千人当场离席。又在《大般涅槃经》提到"法身即是常乐我净，永离一切生老病死"。说每一个人本来就有喜乐、永恒，跟他过去所教的无常、无我完全不同。假如你听到这些佛陀所说的话，却一点都不惊讶，反而觉得就是这样，就该这么简单，那么，我恭喜你，你已经走上了一条没有回头路的路。

这些状态，不是通过任何对立比较出来的。它们是我们最原始、最基本的性质，是每一个人、每一样东西都有的。找回自己，也就是找回这些最基本的性质。所以，一个人活在全部的你，他不光是头脑简单、开朗，他也是活在满满的爱、光明、喜乐和宁静。他本身，就是一个最完整、最大的能量场。

他本身，就是爱。

活在爱，也就是活在喜乐场

瞬间，也就是活在"这里！现在！"所带来的喜乐、欢喜甚至狂喜（ecstasy），是我们一般人可能想不到的。想不到可以那么大、那么完整、那么透彻，会让我们每一个细胞都活在这个喜乐场。

这个喜乐场，本身其实就是生命场，也就是我们的佛陀场、基督场、道场、螺旋场。它是我们最根本的状态，它本身就是爱。可惜的是，一般人也许一生，乃至多生，都无缘体验。从古至今，圣人所描述的这些喜乐境界，我们多半都只当作一个比喻、一种表达，倒不认为真有其事。

进入到瞬间，"这里！现在！"自然让我们每一个细胞、每一个部位、每一个角落，达到跟生命最完整的共振。就好像我们本身是一个波浪，而生命是个大波浪。达到共振，也就是波浪跟波浪完全重叠了。就像通过镭射光的原理，创出一个无限大的能量，进入了生命的大光明、大波浪、大喜乐，也就是大爱、大圆满、大永恒。也就是宇宙来大灌顶我们。

这种爱，是无思无想的爱，远远超过人间所谓的爱。这个爱也是《哥林多前书》[1]"如今常存的有信、有望、有爱这三样，其中最大的是

---

[1]《哥林多前书》第13章，我个人相当钟爱，在此与读者分享："我若能说万人的方言，并天使的话语，却没有爱，我就成了鸣的锣、响的钹一般。我若有先知讲道之能，也明白各样的奥秘、各样的知识，而且有全备的信叫我能够移山，却没有爱，我就算不得什么。我若将所有的周济穷人，又舍己身叫人焚烧，却没有爱，仍然于我无益。爱是恒久忍耐，又有恩慈，爱是不嫉妒、爱是不自夸、不张狂、不做害羞的事、不求自己的益处、不轻易发怒、不计算人的恶、不喜欢不义，只喜欢真理；凡事包容、凡事相信、凡事盼望、凡事忍耐。爱是永不止息。先知讲道之能终必归于无有，说方言之能终必停止，知识也终必归于无有。我们现在所知道的有限，先知所讲的也有限；等那完全的来到，这有限的必归于无有了。我做孩子的时候，话语像孩子，心思像孩子，意念像孩子；既成了人，就把孩子的事丢弃了。我们如今仿佛对着镜子观看，模糊不清，到那时就要面对面。我如今所知道的有限，到那时就全知道，如同主知道我一样。如今常存的有信、有望、有爱这三样，其中最大的是爱。"

爱"。所表达的爱，也是佛陀所教的大圆满。

通过这个瞬间，"这里！现在！"通过臣服一切，我们也只是把这个瞬间当成一个管道，跟生命最大的场结合。

想不到的是，这个生命的大波浪，带着每一个人间所建立的小波浪，可以跟我们这个"体"的每一个层面都达到共振。从外到内，再从最深的内，到最外的外，都达到多面一致。让我们充分体会到人生最甜的爱。最有趣的是，这个爱，它既是抽象，又是具体的感受。既是在心的层面，又是在身体的感受同时存在。

比如说，一个人在这种状态，就连唾液都变成甜的，在口腔后方像甘露一样一滴滴地带来滋润。这种甜，不光是唾液，还会进入身体每一个细胞，所共振出的波浪，跟呼吸、气脉的流动达成合一。于是，我们自然体会到，什么是"呼吸来呼吸我，生命来活我"，自然让"我"的观念消失。这种甜，是用任何语言所无法形容的，比快乐更快乐、比舒服更舒服、比舒畅更舒畅、比欢喜更欢喜。这是我们一般人再怎么想，都想象不到的。

这些话，都不只是比喻，而是真正有一个东西叫作大喜乐、大欢喜。只有通过生命所带来的喜乐，我们才可以把身心内的每一个障碍或结，震动开来。也只有通过它，我们才可以把身体每一个脉轮打通。每一个脉轮打开的过程，会让喜乐更加倍，甚至会大到占领我们所有的意识。意识，就成为喜乐。喜乐，就是意识。

我们人有七个主要的脉轮，分别是顶轮、眉间轮、喉轮、心轮、胃轮、脐轮、海底轮，我在《静坐》也作过说明。[①] 每一个脉轮打开的过程，都带来不同的喜乐。比如说，心轮开启所引发的喜乐，又和其他脉轮打通的现象不一样。只有寥寥几个人曾经有过这样的体验。

我就讲到这里为止。我讲这些，倒不是带你回到人间或物质层面来打转。而是希望能给你一点信心，让你充分体会人体或生命有多么奇妙。我们对它的理解，也不过是小小一部分。

生命远远更大的一部分——一切的潜能、一切的奇迹、一切的奥秘——都还在等着你。

①《静坐》第30章"妙乐、脉轮和领悟无条件的喜乐"。

9. 业力，也只是制约

任何制约，都有自动运作的力量。它本身就是业力。

制约，也就是完全投入有色有形的世界，把这个局限的意识当作真实。通过这个局限的意识，我们自然会采用线性的逻辑——每一件事、每一个东西都有起因（causality）。我们把样样看到的都称为是"果"，这个"果"之前永远有一个"因"可以解释。然而，这个果又延伸到其他的果。于是，前面的果，就变成后面的果的因。这个因果的连串，可以解释这个世界，这是我们认为理所当然的。

有趣的是，只要有形相的东西——不光是人、动物、东西这些实体，也包括任何念头——本身要组合起来，就要通过这个线性的逻辑。这个逻辑本身就是一种归纳、分别、比较、对立的意识。所以，我们所体会到的种种，站在这个意识来看，都是相对的，不可能有任何东西、真理是绝对的。假如有的话，本身就是矛盾——我们通过这个局限意识所看到的东西，会突然消失。

制约，不光是我们这一生所带来的。当然，每一个人从小到大，都受到家庭、环境、自己的影响。通过这些种种影响，我们才建立了"我""我的人生"。但是，除了我个人的制约，"我"也映射了人类的集体意识。这集体意识还不光是这一生所看到的，其实是累积综合了人类无始以来的制约，包括家庭、社会、民族，甚至地球的制约。它也包括我们每一个"体"所带来的制约，像是肉体的生理反应、情绪体的萎缩或纠结（这个萎缩造成一个能量的伤疤，最难解开，也累积最多业力），更不用讲我们思考体所带来的种种念相。

除了这些，我们还映射人类的种种原型（archetype），组合出人类共同的"体"。也就是说，我们所认为的所有突破、任何理念，包括最美的理想，都还是从人间的制约所产生出来的。它本身还是没有离开形相。通过这些种种的念相，我们永远看不清业力。我们本身就是业力组合的。

三百多年前，哲学家笛卡儿（René Descartes, 1596—1650）提出"我思，故我在"，来代表当时西方最高的哲学理念。这句话，是来表达——一切的我，也就是念头组合的。他跟当时的思想界，因为没有接触到东方更深一层的思想，并没有领悟到这整体的生命，而以为一切存在只是念相。他没有想到，这个念相本身还不代表一切。严格地讲，念相只是代表人生的一小层面，还有远远更大的一个背景（因地）在生命更深的层面，倒不是通过任何念头可以想象的。

懂了这些，就自然看到业力所带来的力量。自然会让我们观察到"因"，也同时观察到"果"。清清楚楚看到这些关系，也就自然走上解脱的路。一个人随时看到因果，才称得上"成熟"。接下来，也通过宇宙种种的力量——我们称之为恩典，他才会突然醒过来。

醒过来后，业力还存在。很多哲学家自然会以为，醒过来后业力就消失了。这种想法，本身就是错的观念。业力，不管你醒不醒来，一直在滚动流转。醒过来还是会跟人间作个交会，只是清清楚楚知道业力的运作。我们也轻轻松松地让这个因果、让任何形式存在。不管它多么好，多么不好，我们都把它当作跟我们不相关，同时接纳，也同时跟它玩游戏。也就是说，我也可以改变过去以来业力所展现出来的种种状况，我也可以选择不动。这个选择，已经跟我生命所展现的状况不相关了。奇迹的是，我只要清清楚楚看到这个业力，甚至只要轻轻松松看到这个瞬间，虽然我不作为，人生的剧本已经转变了。甚至，会完全不同。

但是，再怎么不同，或许转好、转坏，我都不去管它，我完全接受。

10. 死亡与失落——带来意识转变的机会

死亡，是生命重新的开始，是宇宙带来的最大祝福。任何死亡或失落，都是神圣的。

我们一般人面对死亡，都难免有恐惧和失落的感受。尤其亲人去世，对我们的打击是最大的。更不用讲有些人失去了自己的孩子，这种伤痛，是未曾经历的人所无法体会的。

进一步观察，死亡不光是一个生命的消失。我们也可以拿死亡来描述亲密关系的逝去。有时候，相处了几十年的关系，倘若最后分手、离异，会比失去一个亲人还痛，甚至会让人怨怪命运不公。我认识很多朋友，因为这种失落而完全无法适应。不是责备自己，认定自己一定在某个方面很失败，并为此懊恼；要不就是责备对方，把分手的责任交给对方。也还有朋友，这也是大多数人的情况，会不断回顾过去，把失去的人一再带回脑海里，重温相处的点点滴滴。不管怎样，这个失落经验都会制约自己，造成一种萎缩状态，造成一种伤疤。只要想起，就充满情绪的感触，浑身都不舒服。这是我们每一个人早晚都会经历的。

我这里特别要强调——我们每一个人都会经历的。因为任何形相都是无常，是通过其他的条件（因果）组合而成的。所以，会生，也会死。会来，也会走。不可能不死，不可能不走。包括有限的生命，包括人间所建立的任何关系，也包括任何房屋、任何结构，都有倒塌的一天。死亡，也包括任何形相的结束——我们可以称之为小的死亡。任何形相的结束，都是一个小死亡。任何形相的死亡，都在我们心里留下一个空洞，一种损失。严格讲，我们每一个瞬间都要面对死亡。连一个念头来，都会走。会生，也会死。

形相的死亡也是意识转变最好的门户。甚至，越突然、越大的刺激，转变的机会越大。因为它本身就带来痛苦，而这个痛苦是极端的，它会让我们脑海里的念头流转突然踩个刹车，用一种不合理的方式，让我们的意识"挪开"来，面对不可能面对的变化。

通过死亡或任何重大的失落，我们通常比较容易体会到人生的空当。也就是说，在这个悲剧的背后，生命还有更深的层面。这个层面同时带来安慰，也带来平静。很多人都有过这种经验——眼泪流个不完，泪水之下，内心却是相当平静。这种无思无想的状态，很难用言语来形容。体会过，才懂。

这个平静，也就是这个瞬间——"这里！现在！"让我们有个清楚的知觉，而没有加上第二个念头，就连悲伤的念头都没有。

我们也就可以理解，为什么一般人会想要很刺激、很冒险的极端经验。比如说鬼屋、高空弹跳、云霄飞车，可以让人达到同样的无思状态，从人间跳出来。也就是达到念头死亡的境界。当然，也有人会想用酒精和药物来达到同样的无思。想通过这些经验，落在生命更深的层面，也就是无思无想的境界。

可惜的是，这些方法，或是任何追求，都靠不住。它最多只能在那个片刻带来一个无脑的体验。过去了，念头和烦恼又回来了。

我们所讲的死亡，包括失落，还只是强调形相的丧失。然而，站在

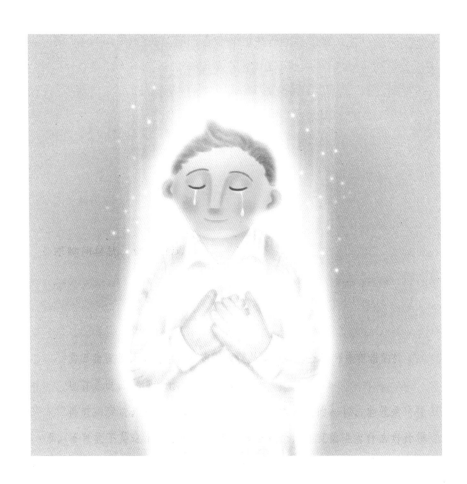

　　一个人死亡，只是生命的一个转变，从有色有形，到无色无形。通过死亡，或任何形相的消融，都可以让无色无形的光明透出来，照明这个世界。这张图片要表达的是，死亡的过程，无色无形的光明会散发出来，完全接受它，我们才可以得到平安。连最后的泪，也只是反映着生命的圆满和宁静。

全部生命的角度来看，不可能死亡的。我们最源头的一体意识从来没有生，怎么会死。这个一体的意识，也就是我们每一个人是永远的存在，从来没有受到任何形式的限制。而且，这包括我们一生所面对的任何状况。

一般所讲的死亡，谈的是我们所见的局限客体，也就是"我""你"以及在人间所看到的种种身份和关系。通常谈死，我们多半还是绕着这个肉体的生命转。几乎没有人想过，谈生命的死亡，这本身就是矛盾。因为真正的生命，也就是"全部的我"，是永恒的。

死亡，并不是生命的对立面。死亡，只是"生"的对立面。生命，是永恒，不生不死。它本身包括无色无相的层面。只有在外在世界，我们才会看到死亡。

修行，离不开"死亡"——念头的死亡。我们每一秒都有念头，从来没有停过。它才是这个形式的世界所带来的最大考验。

我们还不用谈大的形相的死亡，比如：亲人离世、或关系、感情的重大失落，来描述形式世界的危机。其实，在生活当中，任何其他小的形相的结束，就连一个念头的死亡，都会带给我们刺激，留下情绪种种的不安。我们也可以说，念头不断地起伏、不断地生死，是任何死亡观念的根源。没有念头起伏，根本没有死亡的观念。一切是平静、平安的。也没有什么好、坏好谈的。让念头消逝，自然消逝，而不是压抑——也就是进入全部生命的通道。

真正的修行，也只是清清楚楚地选择了放掉任何念头。也就让念头死亡吧。

这么说，修行跟死亡只差这一点：死亡，或重大的失落是不由自主地被迫向更大的生命开启，来面对这最大的奥秘；而修行是主动的"死亡"，也只是自愿的"死亡"，消失掉任何"我"所带来的身份。也就是说，死在每一个瞬间。也是从下一个瞬间重生出来。懂得死，一个人才可以真正活起来。全部的生命才可以找回来。

懂得死，随时死，甚至欢迎死的到来，就自然会把生命的门户打开。让我们进入到"死不了"的生命层面。用这个角度来看生命，会发现，如果我连死都不怕，这世界还有什么东西可怕，还有什么事和念头是放不过的。

进一步讲，肉体的死亡，只是一个转化的经过。只是从"有"转回到"没有"。通过肉体形相的消融和化解，我们才可以让无色无形的光明透出来。懂了这些，在死的过程中，其实也不需要恐惧。在最后一个瞬间，也只好把自己全部交出来，容纳生命所带来的任何变化。这样子，就可以得到一生没有体会过的平安。这个平安，也就是无色无形所带来的宁静。

─谢谢你！给了我一生最好的礼物

好多年前，我在美国听说了一个故事。美国中西部一个小城的市长，早上在开会时突然被打断，有人紧急冲进会议室，告诉他——他十岁的儿子，在离办公室两条街的地方发生车祸。

市长马上离开会议室，冲到事故发生的十字路口，孩子已经死了。他大哭一场。

他抱起孩子，对着天空，大声说："上帝，谢谢你给了我这一生最好的礼物！为我带来那么多光亮和快乐。谢谢你！给我这十年，让这孩子陪伴我，分享生命。虽然我很舍不得，但也只好交还给你吧！"

这些话，在小城里传开，感动了很多人，还传到其他地方，我也是从朋友的口中辗转听到的。

我要表达的是，我们一般人都自认为对人生、对修行多少懂一点。然而，人不管领悟多少，理解多少，还是一样会碰到最大的危机，乃至灾难的考验。这位市长在人生最大的悲剧中，可以立即走出来，而进入到一个人生更深层面的整体。这非常难得，值得让我们大家学习。也就是说，他已经把天堂带到地球。甚至，带到心中。

11. 我们的身体结构，就是为了呈现全部的你

　　我们倒不是人来体验灵性，反而是灵性来体验人生！

　　也许你过去也听过这句话，它是用来强调我们每个人都有一个更高、更微细的意识层面，我们可以称为灵性。也同时用来表达宇宙有一个更高层面的聪明，是我们人体没办法完全理解的。

　　这句话，可以让我表达另一个不可思议的现象。也许大家过去没想过，没有机会去探讨、去发现——我们进入第四意识的状态，也就是全部的你，其实什么都不需要做，只要轻轻松松存在，就体会到了。这么说，人的脑和生理结构不光是可以配合这种意识的存在，还可以与这一意识兼容，变为两面一体。

　　接下来，我用另一个方法来解释。人有一个理性的左脑，也有一个艺术、能量的右脑。[1] 左右脑均衡与自律神经系统的平衡，都和我们的身心健康有很密切的关系。过去在很多场合，我都强调过，现在的人不均衡，尤其是左右脑不均衡。偏重左脑，也就是过度的偏重理性、思考，是我们生出烦恼的第一步。左脑假如失去功用，例如：中风造成左脑大范围损伤，人就会失掉语言、逻辑、时间和空间定位和思考链接的

────────────

[1] 我在《静坐》第 23 章 "情绪脑对身心平衡的影响" 详细解释过左右脑的分别。

功能。① 接下来，他看着这个世界，看到的会全是能量的互动。一切变成一个能量谱，没有生成压力，没有顾虑，而减少了"我"的观念。

从自律神经系统来看，过去我和其他科学家也强调过② ——只要我们懂得活跃副交感神经系统，就会得到放松，全面的放松，而让身心各部位都感到畅通。

大中小脑很早就布好了完整的神经线路，让我们来体会到——全部生命的另一个层面，远远超过左脑和交感神经又局限、又紧张、又被时空绑住的境界。我们最基本的神经系统，在最放松的情况下，本身就安歇在一个爱、快乐、平静的状态。它本身就可以体会到瞬间，甚至可以让我们体验到超越。这，其实是人类的基本配备。

讲得更明白一点，脑部的配线，很早就准备好在那里。让我们体验上帝，体验真正的本性，全部的本性。再说透一点，人类几千几万年来，很早就已经活出全部的你，只是因为上千年的文明发展，把它给盖住了。

从这个角度来说，《旧约》所说的"神就照着自己的形像造人"③，一点都不为过。同时，《坛经》也提到，六祖初见五祖时说了"弟子自心，常生智慧，不离自性，即是福田"④。也就是般若智慧随时从内心

---

① 一位研究脑神经的科学家吉儿·泰勒（Jill Bolte Taylor），在左脑中风后，描述了自己的经历，写下了 *My Stroke of Insight–A Brain Scientist's Personal Journey* 一书。本书中文繁体版《奇迹》已于 2009 年由天下文化出版。我曾写过《脱胎换骨一念之间》谈作者的经历与部分修行者所经历的心灵状态相同，在发病至康复的过程中，泰勒博士印证了各文化所描绘的"意识超越"或其他相关体验。从左脑的境界转到右脑，甚至更深沉、更完整的境界。通过心与脑的转变，泰勒博士领悟了全新的生命价值，同时也理解了何谓"慈悲""放下"与"希望"。这篇文章，刊登在《今周刊》第 647 期的专栏。

② Young, J. D.–E and E. Taylor. Meditation as a voluntary hypometabolic state of biological estivation. *News in Physiological Sciences*, 1998, 13(3): 149–153.

③《创世纪》1:27。

④《六祖大师法宝坛经》《自序品第一》。

超越，就在我们之内

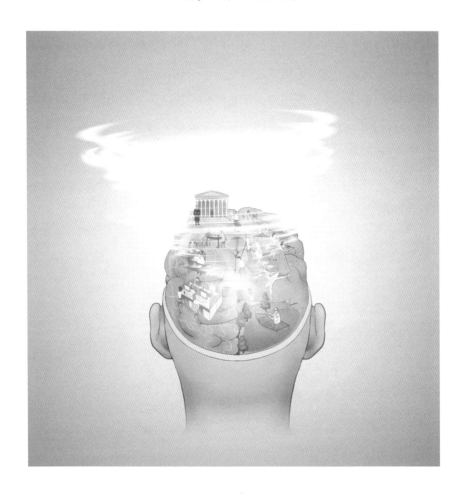

　　有趣的是，人脑的结构设计，本来就是可以允许我们超越、解脱的。我们跳出这个人间，所需要的一切工具，都已经内建在我们的脑结构里。不管是左边的逻辑脑，还是右边的能量脑，两边都要配合，才能让我们进入全部的生命。

浮现出来。这也是来表达——人的结构，本来就是为了我们达到人生最高的目的。这个目的，就是活出全部的你，活出全部的生命。

我借用《静坐》的左右脑图，来表达两个脑的功能。左脑，是理性、逻辑、分别、概念，离不开时空、语言和念头的对立和整合。右脑，是能量脑，对时空的细节比较不专注，而对整体同时存在的观念比较能掌控。这两个脑，造出的逻辑完全不一样。人要放松，两边一定要达到均衡。再进一步，要超越，就是要同时从这两个脑走出来。在这张图里，我们用一个螺旋场来表达"超越"或是"醒觉"的观念。这个螺旋场，是我们每一个人随时都可以采用的。通过这个螺旋场，一个人才可以进入"这里！现在！"的瞬间。

第五卷　一切也只能是这样

完美，或是不完美。是我们念头所造出的对立。站在全部的生命，没有"美"好谈的，本来一切就已经是完美。通过人生，我们不可能完成自己。通过任何伴侣，或是任何喜事，也绝对不可能完成自己。甚至通过未来的任何追求，也是不可能。任何完成，还是在人间最外层的表相，它本身就离不开形式。本身就是靠不住，不可能永久的，早晚也会消失的。反而，一个念头的转变，通过无形无色，回到全部的生命，一切就已经充分完整了。而我们也很早圆满了。在生命上，一点一滴都加不上去，再也没有事了。

1. 一切本来都圆满

一切也只能是圆满。

这一句话，就把全部的生命讲完了。它包含几个层面的意思：古人"三圣"赫密斯曾经说过 "As above, so below."（如其在上，如其在下。）[①] 这句话是来表达，我们从每一个角落，再小的角落，都可以看到整体。这个整体从来没有跟我们分离过，也不可分。就连神，就连上帝，跟我们也是不可分的。也就是说，真实是完整而不可分割的。只是我们通过念头将它局限、切割了。整体，不光是包括整个宇宙，还包括无形无相的生命，无形无相的一切。

再往下推，"As within, so without."（如其在内，如其在外。）我们内外其实是相对相成。在内心所建立的，会在外面表达出来。假如我们内心是圆满的，外在世界也只是圆满的。

反过来，从每一个角落，我们都可以影响到整体，而这个整体也可以影响到每一个部位。我们就是整体。同时，我们也是每个部位，分不

---

① "三圣"赫密斯（Hermes Trismegistus，意为"三重伟大的赫密斯"），是希腊神祇，传说中带给人类众多技艺的神祇、国王、圣贤，也是历史上第一个提出宇宙整体观念的人。本章引用的文句，出自《翡翠绿碑文》（*The Emerald Tablet*）。

开的。假如可以分开，我们还落在一个局限、分别的意识在表达。所以，表达这个道理，本身就是一个矛盾。最多只能当作一个路标。

懂了这些，自然会接受，自然把自己的身份从一个"我"、甚或由念头所组合的人间，挪到生命的全部。轻轻松松通过这个瞬间，也只有这个瞬间，我们跟一切就不再隔离了。没有隔离，我自然就可以接受生命带来的种种变化。接受生命的种种变化，也就自然带来宁静，让"我"的思考之流自然停止。站在宁静，我们每一个动作、每一个行为、每一个表现，也都是自然而愉悦地从心流出来。我也不需要继续管控人间所带来的变化，更不需要去作任何调整。

这么说，我连"存在"跟"作为"都不区隔了。我可以做，也可以不做。在"做"的当中，我可以找到"存在"。对"做"的结果，我也不再重视了。只要把注意力集中在每一个瞬间。就是通过"做"，我也可以把全部的生命找回来。

"做"的结果，不再重要了。反而，是"做"的过程，才重要。在任何"做"的瞬间，我随时可以把全部的生命找回来。

我前面所讲的对称、相对相成、整体不分这些观念，符合物理和数学最基本的常识。也就是说，从最大到最小，从星球到亚原子粒子，任何宇宙所带来的力量或场，都离不开"对称"的观念，离不开"整体不分"的观念。进一步说，人脑结构的限制，所用的逻辑就是站在一个局限的范围。我们在局限的意识，没办法通过这个局限的脑，来体会到整体、一体、无限大的意识。虽然如此，这个整体、一体的意识，随时都含着局限的意识。

反过来，从局限的意识，也可以随时延伸到整体。但是，要从局限的脑的轨道挪开来，回到整体的意识——也就是解脱，其实没有创出来任何新的逻辑、新的功能、新的架构，只是用本来已经存在的一切，充分发挥。最有意思的就是，古人早就知道，若要把全部的自己找回来，不被有限的认知给困住，就要超越思考，进入一个无思无想的境界。

回到我们局限的意识来谈，一切人生所看到的，都是"我"创造出来的。进一步讲，这个宇宙，这个生命是通过"我"的意识来呈现的。我们所看到的全部形相，也就是宇宙带来的万事万物，包括我们这一生所体验的一切，本身就是局限的脑所可能认定的。它的知觉范围，本身就是通过一个对立、比较、分别而得到的，自然会把这个宇宙分段、分部、分离再组合。没有这个局限的脑的限制、分段、分部、分离，我们只可能体会到整体，而没有任何内容好谈。

再怎么精彩，怎么悲惨，全部是人生的内容，是我们局限的脑所创出来的。站在整体，完全不成比例，只是整体的小部分的小部分的小部分。然而，落到这个最小的小部分，我们的一生在那里打转，认为这些就代表整体。我想表达的是，通过这个小而又小的小小部分，我们可以看到整体，而且可以轻轻松松地移轨到整体，那么，也就超越了，也就醒觉了。但是，并不能把这个小部分称之为整体。

假如我们用"场"的观念来讲，我们就可以用一个全部的场的谱（spectrum）来解释。这个最源头、一体、不分别、无条件、绝对的意识，其实占据了这个场的谱的绝大部分。而形相所带来的场，只占了很小一部分。

形相，从微细到粗重，又有各式各样的能量场。人可以看到、体会到的，还只是在形相谱当中的很小一部分。更不用讲，站到生命的整体来看，真的是小之又小。但是，不能小看形相所带来的吸引力。虽然从整体来看，确实很小。但是会让我们陷在里头，看不到周遭。更正确的说法，人间生命本来就是种种形相带来的条件的组合。所以，我们的意识也只能称为有条件的意识。我们的生命，从来没有离开过往昔因果所带来的种种制约和影响。

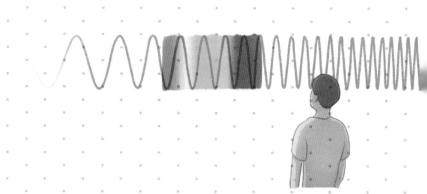

　　假如把生命当作一个场来看，也可以说，形相只占全部的一小部分。形相，进一步又可以分成微细、中等、粗重的能量场。那么，人所看到、所体验到的，也不过是这个形相谱的一小部分，也就是这个生命场的更小一部分。可惜的是，我们的一生，就被这个小之又小的部分给带走了。严格讲，把这个生命当作生命场来描述，也是不正确的。懂了这个比喻，也就把它丢掉吧。

所以，也只能说，我们所看到的人生，也离不开种种和人生相关的条件所造出的吸引力。看清楚这些——人身为人，所承继的人间制约的条件——我们竟然就跳出来了。跳到一个更大的维度，无限大的维度。

跳出来的话，宇宙跟我再也不分了。我们就突然体会到，一生被"我"给骗了。我们不知不觉，通过"我"创出来另外一个宇宙，跟"我"分开。把这个过滤网拿掉，全部问题自然消失掉了。我再也不会把自己化为宇宙的任何角落、部分、东西、形相。这些，也只是我全部生命的一小部分，怎么可能取代我？怎么可能盖得住我的真正身份？如果没有"我"，就没有什么宇宙好谈的。我就是宇宙。我就是生命。我就是整体。

我，就是。

我。

2. 体悟，也只是改变意识的焦点

人生最大的目的，是作为桥梁，连通两个世界——有形有相的世界，以及无形无相的世界。

接续前面所分享的——我们过去所看的、所体验的一切，其实只是生命的小小部分。像在整体不生不死的一体意识海中，生起这个小小的泡沫，没多少瞬间就要消失了。在这个整体的海看来，这个泡沫好像是眨眼就过去了。我们一般人，从古至今，注意力全被这个泡沫带走了。这个泡沫，就已经让我们以为是一切了。最有意思的是，宇宙想把这个泡沫打开，让我们体会到整体的光明。但是，因为我们还是被这个有形有相的泡沫绑住，所以不光看不到泡沫以外的世界，以外的光明，还通过这个制约，一生一生一再地来，一再地重复泡沫里面的故事。

也许，比较精确的表达应该是——我们每一个人都太认真了，不会觉得这个是泡沫，而会以为是非常坚实、坚固的壳子，不用力敲打，是根本打不开的。

仔细观察，我们连一个念头都挡不住。它像水流一样，不断地来了又来，不断地重复生起，哪里还有空当让我们体会到念头以外的世界。这些从来没有断停的念头，不光带给人类痛苦，更是人类的包袱。我们我们每一个人都活在人生的泡沫。在这个泡沫里，我们通过念相，组合出一个丰富的人生故事。我们通常所说的生命，其实就是泡沫里的故事。我们在那里打转，从来看不到泡沫的外面。

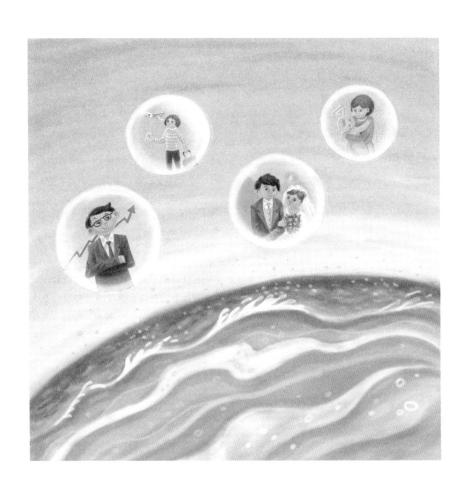

每个人都在这些念头、痛苦中不断打转。然而，站到整体来看，这些人间现象的来来去去，也多么可爱，竟然可以把人类困住。

站在整体，这些表面的困境，跟整体的完美一点都不相关。整体的完美一点不会因此失色。它本身会消失，整体本身仍然圆满。这是不可能否定的，也不可能挡住的，这就是宇宙最大的奥妙。

这么说，原本那圆满的一切，我们一点一滴都加不上去，也减不了。假如充分理解，连我们每个细胞、每条神经都充分体验到这几句话，我们就突然跳出了人类上万年以来的制约，把全部的生命找回来了。

醒过来后，我们对每一个形相，都可以容纳，不需要拒绝。对人间带来的所有考验都能迎接，不需要逃避。然而，也不会再把这些当作绝对的真实，我们不会再受骗了。

有趣的是，不光我们不会被任何有形带走。不管再怎么喜乐、痛苦、好坏，都不会带走我们。我们还可以接受，全部接纳任何瞬间所带来的形式，甚至所带来的考验。最有趣的是，这种完全没有对立、没有抵制、没有阻抗的状态，自然就会让我们完全跟任何有形有相接轨。这种全面的接轨，本身就成为一个通道，让无形无相的浩瀚宇宙，通过这些管道来展现。让我们生命得到一个彻底的转变，不再抵抗，样样都顺起来。一切的阻碍也就自然消失掉了。就好像整个宇宙都来帮你加油，让我们得到一个最好的结果。

但是，奇妙的是，懂了这些，连这些结果也不会再去追求。这才是人生最大的秘密。

这种顿悟，是跟时空不相关的。但是，有意思的是，也离不开时空。因为它是从有形（时空）随时通到无形（生命）。

活在全部的生命，就好像同时站在两个世界，一个是有形有色的人间（图左），另一个是无色无形的"没有"（图右）。把两个世界连接起来，又没有产生任何矛盾，就已经跟全部的生命不再分手了。

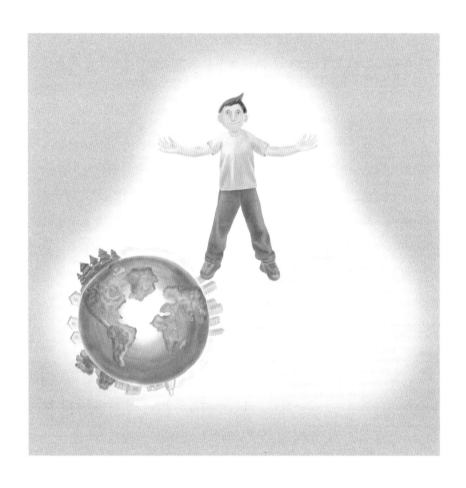

3. 用空当来看世界

活在人生的空当，也就是活在全部的生命。失掉这空当，就在这世界中失落了。

任何角落，都可以找回整体。这么说，在任何角落都可以找回人生的空当，而人生的空当是映射了无形无色的我，让全部的我自然呈现。

这个空当，不是外在世界的沉默或无声。有很多朋友，为了修行，喜欢清静、喜欢没有声音、喜欢不受干扰。认为这样才配得上人生最大的追求。一离开这个沉默，这些朋友反而跟周遭的世界格格不入，总觉得受到干扰。我也常常听到朋友说，他们通过连续几天的静修，通过外面世界的平静，达到了内心的一种宁静。然而，这些朋友也会说，这种静，随着回到这个世界，时间一长就消失了。因此，也格外期待什么时候能再去静修。

这种境界，还是有形有相所得来的。我们必须要清楚了解，任何有形式的，都会消灭，包括沉默。我这里所称的宁静、空当，倒是和任何念头、情绪不相关，也没有什么经验好谈，它是体验不来的。

只要我们跟这个瞬间，"这里！现在！"接轨，宁静、空当自然就在。我对任何人、任何东西都没有任何期待。不期待任何变化，更不用讲对那个情况要有什么彻底的转变。我对这世界没有任何要求。充分地体会到一切本来就已经是如此。那个瞬间所发生的事，一切跟我不相关，也都已经圆满了。这么面对世界，人生的空当就在眼前。

站在人生的空当，来面对这个世界。每一个瞬间，就好像我的最后一刻。我只好全心投入。知道一切，但不改变一切。我就好像一个死人，活过来了，是我最后一次，却也是第一次看到这个世界。轻轻松松地，跟每一个形式都说"是！"都点头，就让它存在吧。这就是人生的空当。

而意识彻底的转变，也就是让我们同时站在不同的意识层面生存。也就好像前一章的图，我们一只脚站在有形有相的世界，另一只脚同时又站在无形无相的世界，而没有任何冲突。这两个世界，通过我不断地交融。站在这空当，也是同时把头脑落到心，而从心出发。任何行为，任何动作，都是诚恳的，都是正向的。

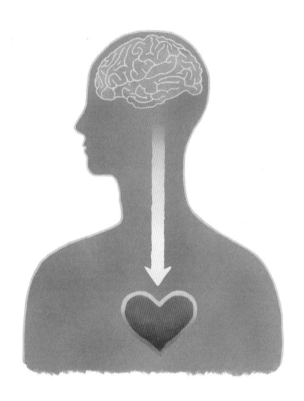

　　第四个意识状态，也就是从脑落到心，从分别的念头，转到最原初的知觉。这个知觉，不受时间和空间的影响，甚至不受到任何制约。从人和宇宙还没出现，它就存在。宇宙和人都毁灭了，它还存在。它就是最纯的知觉。一切落到心，或说从心出发，也只是在强调——我们通过每一个瞬间，把自己交出来给这个生命。让生命带着我们走，不再有任何"我"的过滤或扭曲。从心出发，自然把知识转成智能。从相对，转成绝对。从有限，转成无限。从有条件，转到没有。落到心，生命才重新开始。重新开始，活我们。在这张图中，特别要注意的是，我所说的"心"不是心脏的心。它是一个超越思考而无思无想的状态，也就是人最根本、最轻松的状态。

4. 就让醒觉的光透进来吧

在醒觉的过程，什么都得不到，但是一切都圆满。其实，也只是"圆满"来圆满我们。

醒觉，就好像从一个密闭的房间，突然把窗帘拉开，看到外面的阳光，而这阳光亮得刺眼。第一次见到这么强烈的光，有人会大哭一场，也有人会大笑一场，但也同时有人会说——就这样啊，就这么简单吗？

最重要的是，阳光本来就存在，从来没有离开过我们，也从来没有躲开过。但很不幸的是，通过"我"密不透光的牢笼，把它遮住了。打开窗帘，除了意识的门户打开，其实没有其他变化。就像阳光，道，本来就在身边。看到了，领悟到了，道也只是在身边。没有近过，也没有远过。你醒过来了，连"找回自己阳光"这种话都讲不出来。因为它本来就在心中，只是你自己不知道。

活在阳光里，就是活在全部生命中。自然会发现，每一个生命，不光是动物、植物，就连矿物、地球或任何星球都有很深层面的意识。宇宙万物的意识都离不开一体意识，我们也可以称它上帝、佛性、空。我们人因为通过头脑上万年的运作和制约，反而以为只有人有最高的意识。

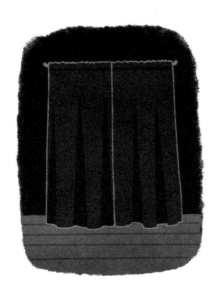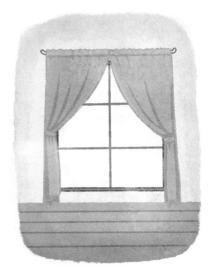

　　找回全部的生命，就好像在漆黑的暗室里，突然把窗帘拉开，让外面的光明涌进来。这个太阳的光本来就存在，从来没有变过，是我们把它遮住了。打开窗帘后，把自己的全部生命找回来。一切只是如此。我们也得不到什么，也没有损失什么。

明白了这些，"共生存"的观念就自然从内心涌现出来，不可能再为了自己的生存去伤害，甚至毁灭其他生命。因为我跟周边的人和生命的分离，是有限意识所带来的假相。这个隔阂根本不存在。

懂了这些，自然会爱护周边的人、动物、植物，任何东西，包括地球。不可能再用武器、暴力来解决问题。这其实也只是爱护自己，得到生存的道理。也可以说，慈悲是自然而然的，不是需要去追求的德行。它是全部生命自然的一部分。

许多朋友，在慈善与公益投入了相当多的精力，充满了牺牲与服务的精神，都是从内心而发。对生命的尊重，让地球永续发展，是值得我们每一个人效法的典范。唯一的小小提醒是，从整体生命的角度来谈，"做善事"的观念是很重要，但不是最重要。真正重要的，还是先把自己找回来，从人生更深的层面领悟到自己是谁，而慈悲自然会发出来。

我们认为在帮助其他生命，这本身就是一个大妄想。是站在一个"我"的观念去归纳、分别好—坏、生存—不生存而来的。先找回自己，醒觉，比较踏实。醒觉后，该怎么做会清楚的。任何"做"，因为从内心最宁静中出发，它本身就会创造，会友善，对人类的展现就会有直接的影响。有趣的是，即使不做、不动，一个醒觉的人的生命场，也都可以转变这个世界了。

这么说，我们生活着最大的目的，也只是轻轻松松让这宇宙的光明照进来吧。不要对它或任何形式再生出任何抵抗，也就完成这个大任务了。

5. 再一次回到——存在与作为

全面的生命，唯有通过"存在"才可以充分体会，倒不是通过任何"作为"可以活出来的。

存在跟作为，其实是落在两个不同的逻辑，不光没有对立，根本没办法接轨。

存在是个永恒、绝对之境的观念。"存在"这两个字是一个路标，让我们稍微可以体会到无形无相的空，也就是我们整体意识、整体生命很重要的一大部分。反而"作为"是符合局限的观点，和有形有相相关。

每一个动物、植物乃至矿物，都在一个"存在"的境界。它们的意识不受分别局限，没有再加另一个思考的层面，没有再加一个念头，随时和宇宙的大意识相连。也因为这样，我们每一个人都喜欢接触大自然，或是喜欢有宠物在身边。我们跟任何生命接触，常常有机会让我们跳出思考的框架，而停留在最原始的知觉来交流互动。所以，在那一刻进入无思无想的状态。我们喜欢接触小婴儿，也正是因为如此。婴儿和小动物对我们没有分别判断，也不会有批评。可以让我们的脑放松，放下产生念头的需求。

任何"做"，包括"作为"，包括"成为"，都只是描述一个有形的变化。它让我们从一个点到下一个点，从一个瞬间到下一个瞬间，带来生活上的变化。因为"动"，任何"动"，都是通过一个主体（我）和一个客体（动的对象）才可以成立的。这一来，在逻辑上不可能让我们体会到整体。

所以，醒觉，也只是觉察到一切，aware of awareness（也就是"觉察到觉察"）。在任何"动"之前，就连谁在动、谁在做、谁在醒觉都没有什么好谈的。这就是醒觉，就是一切，也就是我们全部的生命。是我们的佛性，也是上帝。

佛陀的境界，也是大圆满的境界。它随时存在一个作为，却没有造出任何矛盾。从轻轻松松的存在，可以延伸出任何作为的范围，但从来没有离开过意识的源头。相对来说，一般人甚至菩萨的境界，主要还是通过"动""作为"来转变世界，还有一个"救""渡""帮忙"跟"改变"的观念。

我们每一个人都有佛性，不可能没有佛性。假如没有佛性，任何人都不可能成佛。反过来，倘若只有有形有色，没有无形无色，任何人都不可能解脱的。所以，成佛倒不是回到动物、植物、矿物的状态，反而是轻轻松松完全做主，掌控任何意识。包括没有意识的意识。

这么一来，念头、思考、逻辑就变成工具。"做""不做""存在"也不再有任何矛盾了。"存在"自然在每一个"做"的瞬间都可以找到。简单来说，"存在"与"作为"已经不分了。我们不需要否定任何工具的存在，但是可以不被任何工具绑住。也可以说"是！"一切都重视，但同时没有一样事情需要那么重视。也因为这样，当时释迦牟尼佛才会讲"不受后有"[1]，耶稣也说"我已经胜了世界"[2]。也就是说，虽然他们还活在这个世界，但是不被人间任何有色有形所束缚。

---

[1] 散见于《阿含经》中，如《杂阿含经》卷第一："如是，比丘！心解脱者，若欲自证，则能自证：'我生已尽，梵行已立，所作已作，自知不受后有。'"

[2]《约翰福音》16:33。

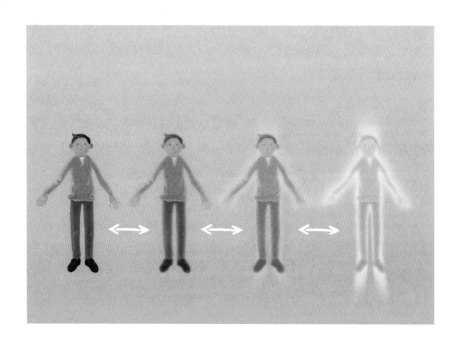

　　找回全部的我，全部的你，也就是从"有"进入到"没有"，从"形式"进入到"无形无相"。同时，意识的角度不同，一切所体会的也完全不同。站在有色有形，我们看到任何东西是局限的，包括念头，都还是形相，所以我们也称它"念相"。站在"没有"，也可以称"空"，这个意识是无限大的一体意识，不可能分得更细。从这个整体，任何有形的东西可以生出。

　　左边的实像，是用来表达"有色有形的我"。往右边的虚像，来表达"无色无形的我"。愈往右，愈减少有色有形。这里用双向箭头来表达，它们之间是可以双向变动的，站在全部的你，一个人可以从不同的"角色"——"有""没有"来体会这个生命。进一步说，要把全部的自己找回来，也只是轻轻松松从"我"，尤其这个小我"挪开"。

瞬间、宁静、存在、作为的关系

把全部生命找回来，也只是站在一个更广的角度来看生命。所谓更"广"，也只是在说——生命除了局限意识的部分，还有一个无限大、没有条件的意识。这本书所强调的，就是这两部分的交会点，也就是"这里！现在！"或"这个瞬间"。我们再怎么解脱，离不开这个瞬间。只有这个瞬间是真实的。其他过去或未来，都是念头组合的。不管带来什么变化，还是要通过这个瞬间才得以成形。

这本书全都在强调怎么跟这个瞬间合作，不要再有任何对立。让这个瞬间对我们友好，使我们能跟全部生命接轨，我们也只能让这个瞬间存在。放过它，臣服于它。我也多次强调，跟这个瞬间作对，就是我们种种烦恼和痛苦的来源。跟这个瞬间合作，也只是全部接受这个瞬间所带来的变化，不要再加一个投射、分析。让这个瞬间单纯化，也就是让我们的生命单纯化。

讲到这里，我必须要补充另一个重点。一般人听到我强调"这里！现在！"或"瞬间"的重要性时，会立即想到这个瞬间所带来的内容。也就是说，我们自然会重视这个瞬间带来的种种"动"、种种变化、种种故事。然而，我们全部接受这个瞬间，也就是找到这个瞬间"不动"的本质，也就是这个瞬间所带来的空当、单纯的架构或存在。

我们完全接受这个瞬间，也只是在强调——这个瞬间种种的变动与作为，还只是头脑的浮动。从整体来看，一点都不成比例。所谓的不成比例，也只是在强调生命和宇宙是一个整体，不可能跟任何角落甚至瞬间分离。我们所看到的瞬间带来的变化，也只是代表了整体通过这个局限而有条件的意识，在瞬间所浮出来的片段。就好像一座冰山，我们只看到冰山最顶上的一小块，根本看不到这个整体的意识。所以才说，这个瞬间带来的变化和整体是不成比例的。所以，这个瞬间，也没有什么好对立的，因为我们充分知道还有一个远远更大的生命存在。

完全接受这个瞬间，也只是轻松落到这个瞬间的空当，站在这个空当来欣赏或观察任何变动。只要有这种理解，自然会发现念头就这么消失掉了。即使最不舒服的状态、最匪夷所思的瞬间，我们还是可以体会到一片宁静，而这个宁静从来没有动过。这，才是古人所讲的"定"（*samādhi*）。这，才是解脱。

我谈这些，也许对你来说，跟人间所带来的知识完全是颠倒的。但是，我相信，只要宁静地读这些话、接收这些话，你的心自然会宁静，自然停留在这个瞬间。

6. 通过语言，最多只能留下路标

……最后连路标都要放下。

语言，也只是传达念头。它同时受到一个有形的系统所限。我们一般人会认为，念头的规则有无限大的变异，然而，仔细观察，念头的根源其实是通过一个分别比较的逻辑所创立的。严格讲，再怎么变异，还是没办法超越有限的范围。另外，念头所使用、所组合的素材，也受到五官五感的限制。所以，再怎么变异，也离不开这个肉体可以体验世界的范围。

然而，我们所称的一体意识，不生不死的意识，无色无形的一体意识，倒不是用这个逻辑组合的。所以，一体意识是不可能用语言描述的。语言最多是作为一个指引的路标。如果很认真去抓每一个字，每一个词，要解开它的意思，自然就落入了一个知识的境界、左脑的境界。然而，没有任何知识可以带来解脱。解脱，是跳出任何知识。完全不知道，可以完全自在、完全放松的不知道，这才是解脱。

换一个角度来说，全面的意识，与"主体和客体的分别"是不相容的，根本没有什么分别好谈，没办法用我们的脑去理解。这个关键，这个事实，表面上引发了一个矛盾，误导了上万年来的人。确实，也只有

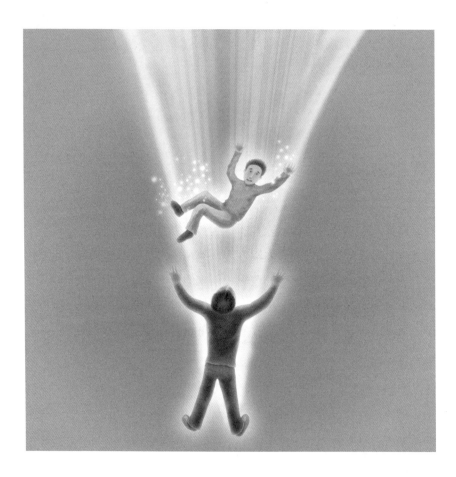

　　通过恩典，我们才能接收到无色无形的光明。也就是说，不是靠我们"做"了什么，而是因为我们"在"。醒觉的人，把这个全新的意识接生到人间。图下方的人，是醒觉的人，他张开双手迎接新生命。新的生命，通过重生光明的通道来到人间。图上方的中空环状信道，是光明的信道，带着人重生。醒觉的生命，就像这个过程的促进者或接生者。醒觉，什么都没有做。什么也做不了。醒觉，就是。

少之又少的人，能真正领悟到。

想用语言、知识来掌握真实，这个现象，严格讲现在是更严重了。我们分别逻辑通过快而高速的科技，在任何场合无所不入。只要我们打开计算机上网，什么知识、什么信息都可以取得。以不可思议的快速，取得不可思议庞大的信息。就连很小的小孩，都已经进入了这个信息时代。从古至今的知识，敲敲键盘就可以拿到。这个事实，自然也让人类自豪，觉得进入了一个前所未有的黄金时代，可以掌控从古到今的所有知识。

想不到，人类通过这种分别比较的语言和逻辑，只会越走越窄、越走越险、越来越对立。没有一分钟可以停下来，可以不动。更不用谈宁静，那早已体会不到了。越分别，越烦恼，人生越痛苦。分手、抑郁、不满足和自杀率也不断地增加。这是难免的，因为我们的文明已经完全走上极端的唯物时代，而我们前面分享过，任何物质早晚会消失的。

所以，从物质找不到一个人生的解答，更不用讲解脱。

好消息是，在这种最大的危机状态下，机会就来了。因为物质以及任何物质的发展、发达，都没办法让我们得到满足、得到安全，面对这种情况，自然就产生一个缺口，一个空隙，让无色无形的意识照进来。

有意思的是，有史以来，从来没有过那么大的危机，也可能没有过那么多机会，可以让这么大规模的人群得到觉醒。然而，只要任何一个人觉醒，他只要存在，就已经产生一个最大的能量或是生命场，自然会带动周遭的转变，并带来不可思议的大恩典。一个人醒觉，就好像自然变成一个通道。让宇宙通过他，来照明这个世界。

任何有形有相的东西，包括语言，都可以变成一个工具。通过语言，我们还是可以指向这个不可思议的境界，也就是人类下一阶段的命运。但是，语言或任何有色有相的形式，都不足以表达绝对的真实。所

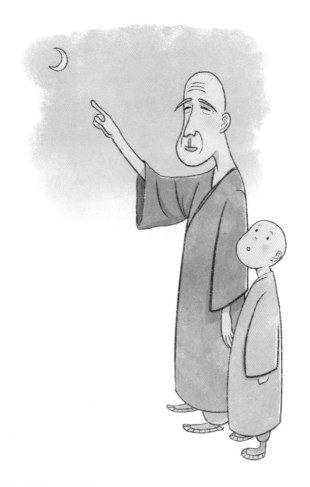

　　语言最多只能当作一个路标，指向全部的生命。也就好像这个老人家指着月亮，但是旁边的小孩子也只看到指着月亮的手指头，却不知道在指什么。任何语言都受到局限客体意识的限制，不可能拿来描述全部的生命。

以，懂了就要把它放下。就好像佛陀在《金刚经》里面说"法尚应舍，何况非法"。也就是说，通过解脱，只要度过这个人间，也就把度过这个人间的工具给丢掉了，不要让它再造成一个限制，带来一套系统。同样地，耶稣也说"神的国来到不是眼所能见的"①。

不这样做，这个语言又会创出来一个系统，甚至宗教，还会误导许多未来的人。也正因如此，过去三十年来，我不敢动笔用文字阐述。也就是说，全部的你，是一个没有系统却又最完整的系统。因为它不受任何语言描述的限制，又同时离不开古人一切智慧的大法门。不光佛陀的"般若波罗密"，还包括耶稣的"爱"，弥勒佛的"唯识"，禅宗六祖的"顿悟"，跟老子的"无为"。

---

① 《路加福音》17:20。

7. 世界是个全像图

宇宙不会犯错。

每一点，通过每一点，我们都可以看透这个宇宙。每一点，每一个小部位，也跟这个宇宙分不开的。这一点，跟任何一点，也只是如此，不可能不是。它跟整体是相互连接的。反过来，真实也只是一个统一的整体，没有一个角落可能独自存在的。

这些所表达的，也就是用全像图（hologram）来画宇宙——从每一个角落，我们都可以看到整体。

懂了这些，我们不可能计较。

不可能计较这一点，也不可能再计较任何一点。

全部的生命是包容一切，没有一点它不包容，没有一点会被排除在外。有趣的是，从这个小小的"我"，可以延伸到无限浩瀚的宇宙。并让我发现——我从来没有离开过家，也到不了家。因为，我就是家！任何方法、任何技巧、任何说明、任何追求，都是多余。连一个"止"，连一个"观"，都不需要。

轻松存在宇宙的每一个角落，也就是自然体会到，一切本来就是永恒、本来就是圆满、本来就是一切。这一生，可以来，也可以走的，绝

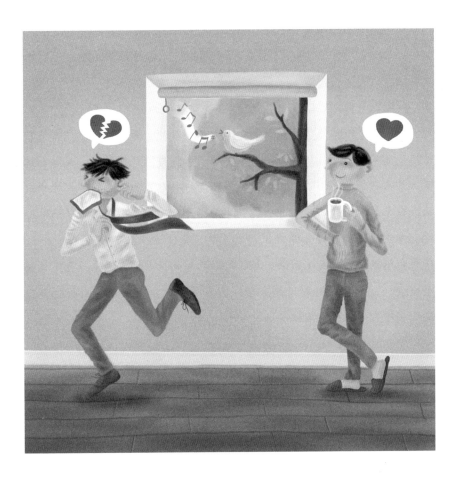

　　我们的内心反映到外境，内在世界也可以映射到外在世界。我们人，只要宁静，就把一切的圆满带到外界，影响到外界的状况，让它顺起来。反过来，内心不安烦恼，也相对地给外界带来一个负面的影响。

对不是你。绝对不是你的全部。虽然你从每一个角落都可以看到整体，但你绝对不只是那个角落。甚至，你也不是你所知道的任何客体或状况。只要可以讲"知道"或"知道什么"，都已经跟这个整体分开了。只要可以知道的东西，都会生，都会死，也都靠不住。走到最后，也只能用"我"（大我）来描述这些。或是更进一步，用"知"来表达这些理解。

知，没有谁知，也没有知道什么。

最有意思的是，我只要轻轻松松专注，每一个角落，我也只能看到整体。也就是说，我从早到晚，见到任何人，看到任何东西，接触任何事，就是我们的神圣会晤！因为我知道，种种人事物都是整体化现出来的，我也只能完全敬重它们。通过瞬间，让我把注意力全部交给它们。更有意思的是，也许几分钟，甚或几秒，会造出一些不可思议的奇迹，带来意想不到的平安跟圆满。我所接触的一切，也就跟生命接轨了。整个空间，也就跟我一起活起来了。我自然把生命无条件的影响带到人间，成为人间种种分别隔阂最好的疗愈师。

理解了这些，我们人生一切的探讨，也就到这里为止。接下来，就好好过吧。再也没有成功或失败的观念。再怎么成功，也是如此。再怎么失败，也是如此。站在整体来看，它们都不成比例。我，对这个世界再也不会作任何要求。我存在，我就轻轻松松地存在。我本来很早就已经解脱了。

8. 全部的你，是人类的伟大传承

智慧，不是从人类的知识可以推导的。

人类的各大宗教，都是从个人修行领悟到的。这些先行者，都没有留下任何文字，也不想留下任何文字。没有文字可以表达他们的领悟。是通过后来的弟子们，把它转成文字，留下许多路标。了不起的是，这些留下来的经典，不光是流传至今。几千年来，到今天还无法推翻。因为他们转达个人的体验，用的是很平常的话，不重视术语。也因为表达的是最直接的体验，才可以留下来这么久。到现在，还被视为至宝。

我们现在的人，通过科技的发达，不知不觉会采用科学的语言来描述任何现象。就好像只要用了科学、科技，就可以解答任何问题。进一步说，也好像说有了科学和科技的"根据"，就等同于真实。但是，我们人生最大的问题，倒是没办法用科学或科技来克服的。科技越发达，步调越快，效率越高，反而给人类带来更大的危机。我们都没有想过，任何科技的根据，其实在几年内就会被推翻掉，变得落伍。没有一项科学的文献，可以永久流传。反而是我们所认为"不科学"的经典，过了几千年，到现在还在。

正因如此，我这里选择用一个平常的语言，来表达个人的理解。我

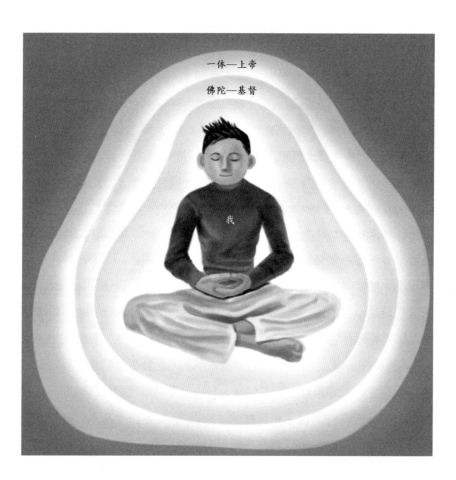

跟生命接轨，完全接轨，也就是回到最源头的知觉（pure awareness），而活出——我，就是。通过这种领悟，其实跟上帝、佛陀、基督就是不可分离。

希望用我这种表达方式，带来一些路标，让读者可以体会到人生的全部，生命的全部。

你会发现，《全部的你》所表达的观念，离不开任何古人经典所传达的。这么说，这本书也大可充满古人的引言。但我认为，这些真理实在太显而易见，不需要陷入考据的论述，就能体会到。而且，我这里所要表达的，与宗教无关。我个人认为，会有那么一天，它会是最科学的科学。通过千年、无数人亲身的反复验证，也就是这样，完全和古人的经典是一致的。只是体验和表达的角度不同。所以，我选择用现在生活的语言来表示。

所有强调大智慧的法门的经典，都会提到"无思无想"，会提到"把脑落到心"，甚至强调"空"。这个"空"，跟"有"不是对等的。通过现在的语言，它们就是两套不同的逻辑系统——有，是相对的观念；空，则是一个绝对的概念，包括"有""形相"一切。

这是几千年来，大家觉得最难懂的，但它反而是最科学化的。我们任何人只要追求，只要去深究，自然会得到这个答案。假如，这个答案是通过体验得到，尤其是全面的体验，就像每个细胞都浸泡在这个体验里面的话，我们的人生会突然改造，就像重生一样。

有趣的是，接下来，我们从世界的每一个角落都可以达到同一个答案，都可以找到同一个一体意识。就好像一张全像图，从一点可以反射出整体，这是多么奇妙！这是人类经过几万几千年不断的演化，由少之又少的大圣人留下来的路标。最后，也就是指向那么简单、那么明显的真理。

虽然这些真理所带来的结论再明白不过了，但是，我发现这跟人间一般理解的价值观念完全不同，根本可以说是颠倒的。可以这么说，人类是疯狂的，停留在一种无意识的昏迷中，造成了上千年不必要的苦难。因此，接下来，我花上几年，从经典里印证，发现一切只是如此，本来就这样子。有意思的是，突然发现我可以深入每一部经典，而且每一部经典和我所理解的都没有矛盾。这一发现，在我年轻的时候，带来了一种无可言喻的欣慰，也让我省掉了好多冤枉路。所以，对古往今来的圣人，我是充满了感激，更深信古人的智慧是一生取用不尽的。

全部的你，也可以说是未来佛陀、弥勒佛、基督所共同的大法门。通过全部的你，可以把我们整体的意识作个整合，又可以接上基督所带来的大爱的法门。意识完全通了，大爱自然爆发出来。它们是两面一体。把全部的我、全部的你、全部的生命找回来，也自然把天堂带到地球了，也自然造出 the Christ grid（可以称它"基督意识网"），把人类带到下一个阶段。这下一个阶段的人，也就是未来的人，倒不一定采用语言等有局限、有分别的工具来沟通表达。反而是在宁静中就能互相理解，达到人类整体的谐振，为地球带来一个新的开始。

隔了那么多年，我才大胆地冒昧出来表达这些观念，不光因为我知道这些观念是明显的事实，而我也认为这是现在地球最急迫、最关键的一门功课。有趣的是，很多在修行上有心得的朋友，都选择在这个时点出来。从另外一个层面来说，相当可惜的是，我分享的这一堂课，原本是东方的智慧法门。但是，通过上千年文化的制约，东方的人反而受到限制，有很多束缚。使得古人所留下的路标，即使是一套完整的系统，经过了千百年的传承，反而成了口号，又造成了另一个层面的困境，让现在的人打不开，解不开。

所以，在这本书里，我选择平常的语言，甚至用我不标准的口语，看能不能把这套真理再一次带出来。

一 从《真原医》《静坐》到《全部的你》

讲到这里，我也要顺带对过去通过《真原医》《静坐》所表达的一些概念，作进一步的解释。相信你读到这里，自然也已经体会到，要谈全部的生命，自然可以延伸到全部的健康（全人健康、全面医学）、全部的教育（全人教育）。也就是说，投入了全部的生命，也就投入了全部的一切。

站在健康的角度来谈——人，本来就是整体。我过去用"身—心—灵"来表达。也就是说，人的健康，不是只局限在肉体哪个部位。健康，离不开心或生命更深的层面。心不健康，身体也不可能健康。心和身体，从来没有分过，只是我们以为身心是分开的。全部的健康，或说全人健康，也就是勇敢地采用这些道理，来面对生命或是疾病。我站在这个角度，将从古到今、世界各地的健康法门重新整合，用现代的语言重新表达。虽然我过去在《真原医》或各个场合，都是采用科学的实证来支持。但是，它其实离不开《全部的你》所想表达的观念。

全部的教育，或说全人教育，也就是我多年来在各地大规模推广教育的原则，同样离不开这些道理。一个人要从身心全面整合，才可以得到一个完整的教育。教育倒不是通过知识的累积、分别，或任何我们以为合理的追求可以得到的。这都还只是我们生命很小的一部分，只是在外在世界的努力。怎么转，都离不开分别局限的意识。我们现有的所有教育体系，不管是小学、中学、大学或是更高的研究所，都离不开技术层面的追求，反而不会针对生命内在更深沉的意识作一个整合。我们现在的教育系统，都只是让我们的观察力集中到外在世界，在这上面投入。可惜的是，得到越多知识，自然会失掉生命更深沉的一切。我们通过竞争、凸显个人表现去加强"我"，反而带给我们每一个人不快乐，也使得周边的人不快乐。

全人的教育，也只是看清楚这个现况，让我们找到生命更大的目的。同时，也让每一个学生理解——他本来就是完整、圆满。通过教育，只是弥补学习的某一部分，倒不是取代了他本来的圆满。

从来不是让教育取而代之，成为他的一切。最有趣的是，我们可以通过种种的方法，来达到更完整、全面的教育和学习。

比如说，通过画画、雕刻、书法、工艺、戏剧表演、经典朗诵、练习感恩的功课、科学展览等创意的活动，我们会发现，学习不再限制在理性逻辑的左脑层面，而是可以引发人真正的心满意足和安全感。一个人，如果从小随时都有满足感，而随时知道没有任何东西是绝对重要的，他自然就会活出他生命最大的潜能，一生快乐，而不会茫然不安。这也是我们现在教育最缺少的一部分。

我们过去也举办感恩日的活动，来荣耀、庆祝全部的生命。通过每年4月第4个周末的感恩日，我们带出感恩的观念。希望通过这个活动，让学校的小孩子或是监狱的受刑人，针对这个题目，创作绘画或文字作品，来表达个人对感恩的理解。同时，我们也把古人的经典朗诵，通过大规模的推广，带到世界各地的华人圈子。无形中，已经让上千万的人通过这个活动，接触到古人的智慧。

《全部的你》的观念，可以带到我们生活的每一个角落，化为待人处世的道理。经营任何团队、任何机构，站在全部的生命，也就是对其他人最高的尊重，让每一个人都可以发挥。也就是随时承认——正向，是生命最大的力量，远远超过责备和惩罚。只有正向，可以让我们跟生命接轨，化解"我"，让整体达成和谐状态。

　　我相信，你一路读到这里，会觉得人生本来就该是这样的。我也相信，你也终于理解，我们这些年所推动的工作，所源起的出发点在哪里。我也相信，懂了这些的人，会用自己的方法来表达这些理解。

第六卷　更多的路标

任何语言或概念，本身就是限制。通过语言和概念，我们从无限大的意识，落入一个局限的人间。所以，通过语言或任何观念，也只能得到有限的理解。我这里用语言和观念，最多只能当作一个路标，让你稍微体会到无形无色的一切，也就是我们生命的全部。懂了，也就可以把这些路标丢开，不要再让它们建立的系统绑住。

1. 通过知识，一个人不可能解脱

越多知识，越多枷锁。

一个人醒觉，不可能知道更多，甚至可能知道更少。全部知识，都是通过观念、概念所成形的。从观念，我们不断地得到比较、判断、批判。我们把任何一个最单纯的知觉，通过观念的连贯，称之为好坏。接下来，再加上记忆所带来的印象，还加上对未来的投射。

这样子说，知识根本离不开形相。它也只是在外在世界这个最表面的生命面相打转，而没有深入到生命的全部。有些人把知识的追求当成了生命最高的目的，可能花上几十年都在追求知识。然后，追求下一个知识。就连宇宙最大的奥秘，我们也希望通过知识来解答。也许是通过科学验证，往大的方向，会想知道更大的格局。往小走，希望走到更微观的格局，到分子、到原子、到亚原子粒子。这还不够，还要更小、更微细。

这套思路走到底，永远走不完，还有下一步可走的。这就是人为的知识体系所采用的方法，它本身就成为它的限制。从局限的意识，找任何东西（客体），这任何的东西都会成为局限的。从这之中，所产生的任何定理，肯定都是相对的，不可能给我们最终的答案。

举个例子，我们早上在公园散步。在第一个阶段，只是好奇地左看右看，觉得样样都很新鲜。像早上滴下的露水，草叶上湿湿的气息，空气中有一个新鲜的味道，还带着花朵淡淡的香气。抬起头看，鸟儿在枝头间穿越歌唱。再往上瞧，太阳刚从云间出来，透出来的亮度，我可以用皮肤体会到。太阳光亮得有点刺眼睛，在还没眨眼的那一刻，我正在欢迎这道阳光。再继续走，看到空的长椅，我停步坐下，发现连风都有细细的声音。我从这些声音，可以听到音乐。

这样体验的世界，其实样样都很单纯。我这里用很简单的接触大自然的经验作为引子，因为每一个人都体验过。同样地，上班、下班、工作、睡觉、处理最不愉快的事、最痛心的决裂，都可以当作实例。在任何事发生的第一瞬间，所成立的形相都很单纯。发生，就发生了。是，就是了。

但是，我们通常的习惯是立刻加一个概念，把它丰富化，甚至复杂化。举例来说，我看到公园后，马上头脑会加一个"我刚刚看到那只鸟好漂亮、太阳的光好暖、露水多么清新。咦，刚刚那只鸟是什么鸟？怎么会是那种蓝色？阳光真好，等等会下雨吗？"坐在长椅上，自然想起"刚刚在家里和妻子有个小小的口角，真后悔刚刚不该那么说，等会儿回家再道歉吧。对了，今天下午还有个很重要的事情要跟同事们商量，只怕自己的能力不够，自己的观念没办法说服别人……"

这样一路跟着念头走下去，自然从生命的圆满进入了生命的萎缩。从"这里！现在！"的场，落入了萎缩场。把无限大的我，落进了有色有形的小我。智慧，具体成了知识。从全部生命的背景，落入了人间的前景。时时刻刻，把生命当作了只有这个前景，而失去了深度。这样子，一个人一辈子这么走下去，就落入了一种不均衡的状态。失去了生命背景和人生前景的平衡，全活在前景的形相当中。

任何知识，也只是念头组合的。这么说，假如一个人只追求知识，把任何东西当作一个手段，或是一个工具，或是通往最终目的的一个垫脚石。这种价值观念，它本身就注定了最后的结果。通过知识，任何知识，这种追求本身自然把我们捆得更紧，让我们在知识、有形的世界更转不出来。进一步讲，也就是从"有"的条件，再得到其他的条件，在种种条件中不断作出变化。怎么变，也离不开有条件、有局限的客体意识。

遗憾的是，这种追求，包括任何技术、学术乃至灵性所带来的知识，一个人只会越钻越细，越走越窄。

我相信，任何人听到这些话，尤其是专业出身的人，不光会惊讶，甚至可能会不舒服。我们从小到大，一生都被知识洗脑，以为知识越丰富，人生目标越明确。然而，我们可以仔细观察——知识，任何人间所带来的聪明，包括IQ，有没有让我们更快乐、更满足、更舒畅、更健康、更活跃、更解脱？

也许，答案是正好相反的。

醒觉，是突然体会到人生没有目标，尤其是没有外在世界的目标。任何设定在外在世界的目标，跟我们的整体生命、我们的大我根本不成比例。人生唯一值得谈、值得探讨的目标，也就是"我"的意识状态。我的意识状态假如随时在"这里！现在！"自然是圆满的，是全部的，是一点一滴都不少，也没办法追加的。

一切是宁静的。宁静本身就是智慧，而智慧不是从头脑延伸出来的。所以，任何知识都加不上来。站在整体的意识来看，不重要、不相关。随时可以进入，也随时可以脱落。可以在瞬间生起，也可以在瞬间消失。对整体没有任何影响。要回家，也就是整体意识的家、全部的我的家，必须要跨越知识，甚至人间的聪明。回到"这里！现在！"就是

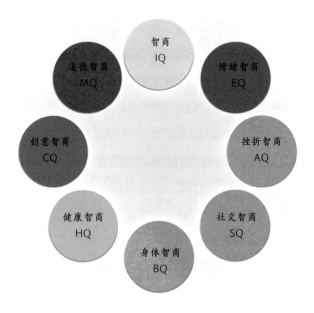

智商
IQ

道德智商
MQ

情绪智商
EQ

创意智商
CQ

挫折智商
AQ

健康智商
HQ

社交智商
SQ

身体智商
BQ

　　智慧，不同于人间带来的任何聪明。我们一般所追求的聪明，离不开对立、分别的逻辑。比如说智商 IQ，我们以为是衡量一个人的智慧。其实也只是衡量某个方面的聪明，特别是离不开头脑观念组合和分别的聪明。进一步，大家所重视的 EQ，也就是情绪智商，虽然比 IQ 更深一层，不光是顾虑到思考的范围，同时也衡量了情绪，但还是离不开人间外在现象的互动。同样地，所谓的挫折智商、社交智商、身体智商、健康智商、创意智商、道德智商等，还是在人间种种层面，衡量一个人对人对事的互动反应，都还是头脑可以组合、可以理解的聪明。只有智慧跳出人间，是从生命更深的一个层面发出来。智慧所产生的状态，本身是从宁静生出，而跟生命完全接轨。它本身反映了无限大、没有条件的一体意识。所以，我们接触智慧，通常立即会感觉到一种深度。这个深度不是人间可以理解的。头脑也触摸不到它的边界，我们很难用语言去归纳、形容。投入"这里！现在！"也就是把智慧和我们的生命融合。

完全跟生命合作，再也不需要区隔出另外一套我们称之为"知识"的境界。

这才是智慧。

智慧，就是人间更深的一层。包括无思无想的意识、无形无相的一切。智慧，就是最原初的知觉。一点一滴都不容增减，也只是把这一切包容。要有智慧，一定要活在"这里！现在！"只有通过"这个瞬间"的能量场，一个人才可能轻松汲取智慧。智慧所带来的聪明，远远大于任何人间所建立的聪明。它已经不属于人间可以描述的领域，没办法用人间的语言去解释，更不用讲去归纳总结。

然而，最有意思的是，智慧也离不开人间。它是每一个人都有的。若非如此，我们不可能每个人都能取得不生、不死、不制约的智慧，根本得不来的。我们，人，本身就是智慧。

智慧就是我。

但是通过人间的打转，我们把它忘记了。

虽然忘记了，还可以随时捡回来。也因为这样子，我们每一个人听到经典，都在某一个层面就进入了智慧。虽然头脑不完全懂。但内心某一个层面，我们其实也懂。我们的心听进去了，才会肯定这些经典是人类的最高学问。

就在这个瞬间，你也在用心读我所写的这些话。虽然脑海不免有种种质疑，但站在心里，你自然会明白，一切也必然是这样。

2. 没有任何东西，有独立的存在

不可能比原本完整的我，更完整。

我们所看到的全部东西、所取得的全部经验，都离不开念头。我们前面称念头为念相——不管再美、再精彩、再悲痛、再抽象的念头，都离不开形相。任何念相，都不可能独立存在。它本身就是通过其他的念相，才组合起来的。过去、未来、这里、那里的观念，所产生的五花八门的念相，会让我们以为它们是真的，并进一步以此来建立自己的"我"，跟人生悲欢离合的故事。

这些念相，因为通过其他的念相才可以存在，这环环相扣是不可能断掉的。它只会不断地衍生，永远不会消失。我过去在许多场合都提过，在本书也提过一次——念头本身就会轮回，更不用讲我们整个人、整个族群、社会、文化都是这么在轮回中打转。我们人间，就是一个大妄想，通过制约，一连串的衍生，像水一样流不完。

可惜的是，我们随时会忘记——没有任何念相是客观的。念相，本身就反映"我"所带来的主观的过滤。把任何现象再加上我们个人的制约，才得到念相。正是用这个主观的念相，我们才组合出我们的生命。也就是说，我们所能表达的观点，都离不开个人的偏见。

更可惜的是，我们每一个人都认为自己不完整、不圆满。希望通过某一个东西、某一个追求，或某一个人，可以来完成、圆满自己。

例如，我们会认为有名、有钱、有地位、有权力，才可以完成自己，让我们达到一般人所认为的人生最大的目的。同时，我们也会追求些比较小的目标，希望通过生活状况的改变，取得一个更完整的"我"。也许搬个家、换个工作、换个朋友、许一个愿、换一个计划、更努力健身、强化技能、改变人生的态度。或许，今天为自己安排一些小小的调整，比如说换个发型、换个说话口气、换个吃饭的地方、听首歌、看场电影、买一本新书……总之，不外乎是希望人生能有所改善，可以进一步完成自己。

遗憾的是，任何东西、任何境界、任何念相，都没办法完成自己。一个人通过不断地追求，任何追求，都永远找回不了自己——"你"，永远不够好。其他人，也永远不够好。全人类、整个地球，也永远不够好。这也是烦恼，甚至苦难的原点。

因为你忘记了。因为你一生的所有追求，从来没有离开过形相。你没有离开外在世界所搭建出来的前景。完全忽略了生命更大的一个层面——也就是"不动"、不生不死的背景。苦难，也只是把这个背景忽略掉了的自然结果。

好消息是，我们不可能失掉这个生命的背景，它是我们主要的一部分。我过去常说，若非如此，人也不可能解脱。假如我们真能失掉这个生命的背景，我们一生也只可能是局限、无常，而解开不了这个困境。人类也不可能曾经有人成佛、见道的。

更好的消息是，只要回到"这里！现在！"只要让任何瞬间轻轻松松存在，不去干扰它，自然就把这背景找回来。就是那么简单。

要小心，这个世界还是会不断地想把你绑架回来，把你带回人间所接触到的种种形相。无形当中，也通过种种的物体，不断加强"你"的局限性。让你分不清"你"和这些物体的关系，让"你"和"你的生活状况"分不开。"你"也只变成一个孤独的故事。独自面对人间，对抗世界。

这是每一个人从小到大所面对的考验。

就连修行的人，成就再大，这一生所要面对的，也是一样的考验。有趣的是，所有大圣人，无论佛陀、耶稣都在他们的自述中提过类似的情况。佛陀曾经在极端的饥饿中，生出种种幻觉。[①] 耶稣也在沙漠中，遭遇了种种诱惑。[②] 他们都克胜了这些幻觉和诱惑才成道，而完全知道这个世界不过是个大妄想。

这是我们大家要注意的地方，甚至是每一个走修行之路的人，更需要注意的地方。就算是修行的领悟，只要能用语言表达的，就还是知识。本身已经落在一个有局限的系统。从这个系统自然会衍生出一些原则，而从原则再衍生出来一些规则。更不用讲，这些系统、原则、规则也只能通过局限的语言才能表达，同样离不开局限而有条件的意识。

任何经验，不管多高、多深、多微细、多超越、多神通、多喜乐、多不可思议、多大的突破，只要可以表达出来，可以说已经把它局限了。然而，一个修行人，假如不小心，会把这些领悟当作究竟的真理，创出另外一个系统。不光如此，还会傲慢，以为自己真的懂了一些别人不懂的。还会进一步认定——"我"的宗教比"你"的更完整、更究竟。"我"的理解比"你"的更深刻、更透彻。

这一来，再也很难回头想到——

---

① 参见《佛说观佛三昧海经》。
② 《马太福音》4:1–11。

其实，回到整体意识，也就是"全部的我"，一个人只能这么说——我什么都不知道。I know nothing!

一切都好，一切都没有矛盾，更不用讲冲突了。一切，就是。

3. 看清，就是解脱

知道，清清楚楚地知道——任何东西，也只是个念头。

仔细观察，我们所接触的每一样东西。不管是一朵花，一颗石头，另外一个人，就连我们所碰到的任何东西，都只是一个念头。反而，没有念头，就没有东西。更不用讲，就没有问题。一般人想不到的是，连我们遇上一张桌子，要知道它是一张桌子，也是通过念头才知道的——你知道它很坚固，甚至感觉到它的沉重，看到它的颜色、触感……也只是念头组合出来的。若不是通过这些念头，根本没有"桌子"好谈，好体验的。

我们吃到一样东西，也是通过念头，才知道这个饮食的质地、质感、口味，酸甜咸辣。这些，都是通过念头所带给我们的体验。我们所看到的任何东西，不光是眼前的世界所见，还包括脑海中可以想出来的一切，也都只是一个念头的化身。听，也是如此。闻，也是如此。

这么说，任何念头所带来的呈现、感受和任何体验，本身也只是一个念头。这个世界，其实就是一个大念头。

对我们一般人来说，生命就是一个停不下来的强迫思考。

反而，要找到全部的你，要知道，这个念头的世界只是我们整体的一小部分。并进一步要知道，在念头前面，还有一个知觉。这个知觉是最直接、最原初的，不需要任何"动作"，就可以取得。只要通过这个知觉，让一切存在。包括这个念头的世界，也都让它存在——这就是醒觉。

最不可思议的是，这个最源头、最根本的知觉，跟我们的感官不相关。假如没有感官，它会通过其他的管道来传达。它从来没有生过，没有死过。它本身就是存在。用人类的语言，也只能用"存在"来描述这个知觉、这个意识。只要我们轻轻松松存在，也就自然把这个意识带回来了。

让一切的"别人"存在。不排斥，不拒绝，甚至不逃避。一切，都不用否定。一切，都不是问题。一切，都不用再加上一个概念。其实，什么都不用做，反而更重要的是 undo（也就是"不去做"、让它拆解）。要把自己找回来，不光是什么都不用做。而是要清清楚楚知道，任何"做"都做不来的。

让一切的"别人"跟东西存在。这样子，就把人生的空当找回来，也就是随时体会——任何东西、任何别人，都跟"真正的我"不相关。他们可以来，也可以走。而我只好看着他们。就让他们来，让他们走吧。

倒不是我躲开别人，不面对任何事情。我也可以跟任何事物产生一个轻轻松松的互动，可以完全投入。事情来，我处理。人来，我交流。问题来，我解决。但是，在整个过程中，我都可以观察到每一个动作、每一个瞬间。这么说，每一个动作，也自然完成了它在这个瞬间的目的。也就是说，每一个动作自然跟生命接轨，根本不用任何头脑带来的决定。这才是真正成为生命的主人，真正精通了生命之道。接下来，不管是射箭、画画、办事、学习、教书、设计、研究、服务……我都只能把生命全部的聪明、全部的创造力带到这件事上，带到身边。也就是说，我完全投入。通过这个瞬间，完全投入眼前的事。这样，"做"和"存在"已经不分了。是"做"，来做我。而我，完全交给"做"。

我，就是创造力。

这才是醒觉的"作为"，又诚恳，又投入。但是，再也不会被这个人间带走，而把自己迷失掉了。

生命也不会再变成一个问题。人生所带来的两难、忧郁、矛盾，很自然都消失了。

问题，每一个人都有。你有你的问题，我有我的问题。但是，这些问题全部都是人间所带来的考验，都是人间所带来的变化。任何变化，都是一个形相的转变。也许我的工作环境改了、不顺了、我的家庭关系跟以前不一样了、我失去了朋友、受到身边人的排挤、失去了一个合约、抓住或流失了一个机会、考试考不好、面谈不顺……这些人间带来的困境，让我们总是觉得坎坷。同时会让我们期待——通过命运的转变或个人的努力，未来能进入一个顺的境界。

遗憾的是，未来永远不会顺。即使"顺"，也只是很短暂，靠不住的。因为任何形相，不管再顺、再不顺，都只是从"没有"生出来的，也早晚回到"没有"，消失掉了。

再一次讲到"顺""不顺"的问题。有许多人，从人间的标准来看是一帆风顺，要名有名、要钱有钱、要权力有权力，随时都可以影响到周边的人，也被身边的人当作羡慕的对象。这正是我们从小到大，通过教育灌输而期待的未来。

大家也都宁愿认为，或许通过努力追求，改变命运，说不定我们也可以得到。无论是百万富翁、企业家、高层的专业人士、电影明星、有名的歌手，这些在他的领域都可以称为成功的人。按理来说，应该最有成就感，也最快乐。然而，这些一般社会认为有成就的人，只要没有完全被自己的成功冲昏头，通常还会想再追求更多成就。就好像即使有了一时的满足，但长期下来，反而还是不愉快、沮丧。也就是说，好不容易有了很多，烦恼反而更多了。

这也是人生一个很简单的道理。因为追求的对象是无常的，不可能从无常找到"常"，找到"喜乐"，找到解脱。

看清这些现象，也是修行最好的方法——假如有一个方法好谈的话。

对任何事情，不要再加一个解释

对样样，都不要作评论、评价，甚至不要解释，不要再加一个标签。

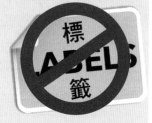

——你也许可以试着，把这个小游戏，当作一个静修练习的方法。

对任何状况、情况、东西、人——我们一天下来，通过每个瞬间所碰到的一切，不要再加一句话。

比如说，看到一个人，只要轻轻松松地注意到他，不要再加一个胖瘦、高矮、漂亮不漂亮、男女的判断。碰到一件事，不要再追加一个好坏、困难简单、小事大事的评价。早上看着天气，不要再贴上天气好坏、雨大雨小、炎热清凉的标签。在捷运（地铁）上，听到声音，不要去区分杂音大杂音小、有规律、杂乱。吃饭，不要评价好吃不好吃、划不划算。听任何人讲话，也不要作任何评论。

只要轻轻松松地注意到。就算自己正在作评价了，也就轻轻松松地知道。这样一天下来，会发现念头自然会大幅度地减少。自然会把我们的注意力收回心的空当。让我们清楚地照明自己和这个世界。

有趣的是，只要这么做下去。一天几分钟也好，几次也好。一个人会发现，能随时把宁静找回来。随时都可以进入一个"听"的境界。一个人也同时会达到一个平静。

因为站在这个空当，一切都清楚。一个人自然会选择最友善的举动、最友善的话，带给自己和周边的人事物和谐。

最有趣的是，你身边的人，也都可以体会到你的转变。

4. "这里！现在！"是人生最根本的状态

"这里！现在！"也是人生最大的能量场。

我们一般人的人生，因为离不开念相的世界，而这个世界都是由个人的"我"和其他的"我"组合起来的。所以，任何人生的目标和追求，也不外乎是为了强化这个"我"和其他的"我"的区隔。同时，不断地巩固了这个念相的世界，把它从虚变成真，然后更真。

听到身边的人，甚至亲人表达他们所重视的东西，或是他们想追求的价值，我常常感觉不可思议。仔细听大家分享他们的人生目的和目标，常常会让我认为，难道人一生的追求都这么短浅，这么表面吗？明明不是事，就这么变成了有事。

这并不是说，这些目标还不够"大"。其实，你再怎么有名、再怎么成功都是相对的，永远没有够有名、够成功的一天。我在这里冒昧地讲，就连帮助别人，也就是通过"慈悲心"来付出、来服务别人，确实是人间值得鼓励的作为。但是，要注意的是，正因为还是作为，所以还是在客体的意识中打转。因为还有一个别人，一个对象可"渡"可"救"，我们就这么又把人生落入了一个"做"的范围内。

确实，通过帮助别人，我们会得到一种安慰，同时也有一种成就感。然而，许多朋友，几十年把自己奉献出来，为众生付出。也会发现——众生是永远救不完的，灾难也是永远消失不了的，而这些好事也是永远做不完的。然而，就算救不完、消失不了、做不完，还是要做。怎么去做善事，而没有善事的观念？才是我们真正需要的一堂课。

站在整体的角度来看，一切的作为，没有绝对的重要性。我也知道，很多朋友听到这些话会惊讶，甚至会反弹。但是，我同时也希望大家仔细观察。你会发现——本来就是这样。

我们把自己的"我"当作真有一个独立的存在。甚至，其他的"我"，也就是别人，好像就成了一个个独立的"有"，就像从意识海中生出的许多小小泡沫。我们把这些种种的泡沫当了真的。一生在泡沫与泡沫之间的摩擦、弥补、修复中度过，把这些事当成了人生最高的目的。当然，帮助别人的起点绝对有善意，而且值得肯定。但是，我这里要提醒的是，只有一个人清楚地醒觉过来，才会发现，一切的作为也只是相对的重要。

一个人醒觉过来，他自然对身边每个生命友善。不光是人、动物、植物，就连地球他都珍惜爱护。他产生的是个能量场，也是佛陀场、基督场、生命场、人类最大的场，来供养世界。他已经没有好坏的观念，一切所做的，都和本性、佛性是接轨的。这个佛性，也只能友善地滋养生命。

用最有智慧的方法来帮助周边、帮助人间。就算选择"不做""不动"，都可以影响到全宇宙、全世界。

最可贵的是，这个生命场是最根本的状态，是我们每一个人都有的。是我们每一个人还没来到这世间前就有的。

在第一个念头前，就已经存在。

人间还没有"在"，它都已经"在"了。

一口呼吸之前，生命的气息早已是饱满的了。

理解这些，也没有什么"咎"，甚至"罪"好谈的。我们自然体会，一切好坏还是脑海里造出来的分别。站在生命最根本的状态，就是没有生、没有死。每一件事、每一个东西也只是如此，没有什么念头加上的"好"或"坏"可以谈的。我们认为过去发生的所谓"坏"事，无论是个人犯的也好，人类集体所做的也好，都是在无意识的昏迷状态下发生的。

这么说，也不用再继续责备自己，或继续责怪别人。

醒过来，一切的责备，立时也就消失了。

更不可思议的是，这种醒觉不需要时间，更不需要未来，也不需要离开这个空间。就在"这里！"可以形成。就在"这里！"可以圆满。因为它很早就是圆满，只是我们不知道，把它想得更难了。

活在"这里！现在！"，也就是轻轻松松从一个梦中醒觉。从人生的梦中醒过来，从念相的世界走出来。

体会"这里！现在！"也就是体会——它不是"空"，也不是"有"。它不是只有"空"，也不是只有"有"。它跟我们称的"空"和"有"都不相关，也离不开。它其实不是个境界，也不能让我们用任何语言来描述。假如需要用文字来表达，最多用"场"的观念来指称，或许勉强可以沾上一点边。

它是从"空"产生出来的能量、螺旋，也就是一个"生命场"。这个生命场，因为是在我们生命的源头所建立的，也是我们人间最大的能量场。一切人间可见的现象，都是从这个生命场爆发出来的。

活在"这里！现在！"也就是跟生命的源头接轨。让种种生命的奇迹，衍发出来。随时活在"这里！现在！"的生命场，它本身就是最根本的状态，并不受到任何条件的制约。我们的生命，也就随时变成一个大的奇迹。让种种不可思议的现象表现出来，而且跟生命完全接轨。

甚至也可以说，站在"这里！现在！"自然样样就活起来了。这个"活"——生命的光明、喜乐、永恒，勉强可以形容。人间所见的形相，全部都会垮台。所有人间的知识，都会被推翻淘汰。然而，这个"活"——完美的、永恒的、喜乐的、平安的生命，是永远存在的。

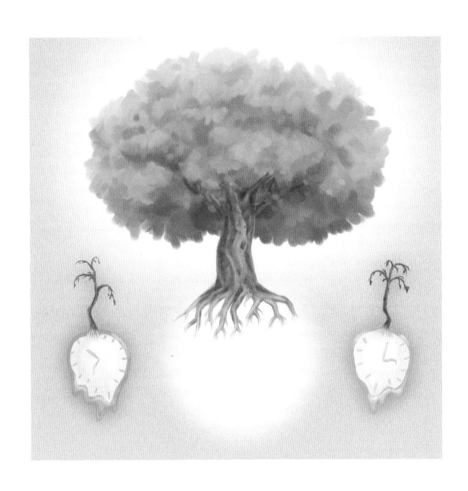

　　在"这里！现在！"扎根，也就是活在现在，我们生命的根源才会旺起来。自然不再让我们去追究过往，不再让我们往未来去追寻。突然，生命对我们变得友善了起来，跟我们携手合作。会让外在的世界也顺起来，跟我们内心的状态接轨。

5. 醒觉，也只是落在最根本的生命状态

差别在于，全部"动"的能量，转回到不动的潜能。所以，不动的意识，是含着生命种种的潜能。从"不动"——最根本的状态，万物、种种形相都可以生出来。

醒觉，也就是肯定有这个状态。随时可以从这个最根本的状态，观察到外在的世界。让我们随时回到生命不动的潜能，也同时找回生命最微妙、最不可思议的深度。

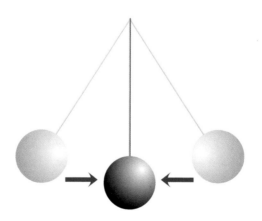

如果我们用单摆来表达生命的状态，那么，一体意识，也就是最轻松、最根本、最稳定的状态。它就好像一个球，尽管不断左右在动，早晚还是会静止下来。我们也可以这么比喻，就像一颗球从山上滚下来，早晚会到达一个最低的点，停住不动。

懂了这些，这些话本身就是一个方法，本身就是静坐最直接的切入点。

让我再进一步作个说明。

因为，醒觉也只是体会生命最根本、最轻松、最源头的状态。这个状态，跟任何人间带来的状态都不冲突。它本身就是一个生命的切入点。瞬间和瞬间中，我们也只能接受。全面接受人间所带来的每一个变化。包括任何念头、任何感受。我们充分知道，还有一个更根本的状态。

所以，我们也只能欢迎每一个瞬间。欢迎它来，欢迎它走。不管多快乐，我也欢迎。多坏，我也欢迎。随时，我在欢迎它来。随时，我在欢迎它走。我充分知道，我的本家跟这些变化、这些状况，一点都不相关，也一点都没有分离过。我可以放过一切。

我可以放过每一个角落。

放过每一个人。

放过每一样东西。

放过每一件事情。

放过它，又会来一些其他的东西。我继续放过、不断地放过、再放过、再再放过。连这个"放过"的念头，最后，我也放过。

这么一来，我自然发现，念头本身就达到一个宁静。生命的空当，也不用再去找，它本身就在眼前。生命本身，就成为空当。空当本身，就成为生命。我已经进入最放松、最稳定、最欢喜的境界。有意思的是，我什么都没有做。因为，连"放下"的念头都已经是多余了。我只是让这个最放松、最根本的状态冒出来。也只是这样子。

6. "这里！现在！"是不可能失落的

就算失落了，又怎样？

大概没有人会相信，在无思无想当中，世界还会存在。更不可能相信，在无思无想之前，还有一个知觉。更不会相信，这个知觉可以独立存在。更不用讲，这个最根本的无条件的知觉，跟我们的感官无关。也就是跟听无关、跟看无关、跟闻无关、跟触无关、跟尝无关。甚至，跟想无关。

然而，通过这个无思无想的最原初的知觉，宇宙可以延伸自己，表达自己。通过这个知觉，没有任何客体可以区分，也没有任何主体在知觉。它就是整体，而整体就是整体。只有知道，只有觉察，只有醒觉。

这样子说，连"醒觉"都是错误的表达。因为"醒觉"还代表有一个人，有一个主体可以醒觉过来。然而，更贴近事实的是——我们本来都是醒觉的，只是被这个念相世界给盖住了。也可以说，我们所说的"醒觉"，其实不是醒觉，也没有什么好醒觉的。

这么说，要醒觉什么？

醒觉"醒觉"。

跟 I Am that I Am. 一样的道理。就是，就是"就是"。

一切，就是。

也就是说，一切都是整体。也只是整体，也就是整体。从来没有过不是整体，也不可能比整体更整体。

因为我们受到人间的吸引力，随时会落到这个肉体，或是感觉，或是种种念头上，自然把这个整体分成了局限而不同的小体，而不断地在"体"与"体"之间分别、比较、判断、投射，才创出人间所用的局限意识。一生在那里面打转，怎么转也转不出来。甚至把这些最原初的领悟盖住了，并认为我们已经失去了这些领悟。

最有趣的是，有史以来，绝大多数的人根本没发现自己"失去"了这些领悟，还以为念相的世界就是真的。一次又一次地来这个人间，从来脱不开这个枷锁、束缚。也有少数人心里明白，但不相信自己做得到。还是让人间种种的事情、身边种种的人牵着自己的鼻子走，最后还是把自己搞丢了。这正是大多数走修行的路的朋友心中最大的遗憾——表面上懂，但为什么做不到？或是，偶尔做到，为什么不能维持在这种清明的状态？

更不可思议的是，"这里！现在！"也就是清明的知觉，是永远脱落不了的。即使搞丢了，你知道了，它自然就回来了。想把它丢掉，还不可能永远丢掉的。它跟"你"的任何作为，都不相关。它不靠你，更不用说会被"你"影响到。它不生不死，永远存在。宇宙还没生起前，它已经在。它最多可以来灌顶你，让你醒觉。奇妙的是，就连这灌顶、这醒觉，都不靠任何"动"。就是这么奥妙。

从另外一个角度来看，怎么可能——你想要它，就找到它。不想要它，就搞丢它。这一切，跟你不相关。你找不到它，也失不掉它。轻轻松松存在，它已经在你身边了。也就是说，你只能"存在"它。

再进一步讲，有时候表面上你好像会失掉"这个瞬间"的体会。可能是几秒、几分钟、几小时、几天，乃至几个星期。但是，失掉了又怎么样？难道你真的失去了什么吗？假如它是真实，站在这个观念，一路走下去，随时发现这个瞬间就在身边，随时都可以汲取，随时都可以把生命找回来，大概也不至于失掉吧。因为，它跟"失""不失"，甚至任何条件都不相关。它永远存在。懂了这些，一生的重担、制约、烦恼、痛心，突然都可以放下来了。这一切，都跟你真正的"我"，甚至没有"我"的"我"，都不相关了。"我"再也没有什么问题了。

这么说，我在烦恼当中，也知道只是如此。在任何人间所带来的考验中，也都知道——在另外一个层面，一切都没有动过。我就是完全投入烦恼，完全把另外一个层面忘掉了。它也还只是这样，从来没有动过。这跟我在人间所体验的、所活出来的任何经验，都相关不了，也不会被任何经验所动摇，更不用说消失了。

禅宗有句话"放下着"，又说"放不下，担取去"[1]。也就是教人放下。放不下，就带走吧。进一步，也可以说——道，到处都有。你"道"不了"道"，反而是"道"来"道"你。修行，只是充满了信心，让信心燃烧起来，成为信仰。而信仰，就是生命。

就让任何"有""没有""忘记""不忘记"……一切，都存在吧。

---

[1]《五灯会元》卷四:洪州新兴严阳尊者。讳善信。初参赵州。问:"一物不将来时如何?" 州曰: "放下着。" 师曰:"既是一物不将来，放下个甚么?" 州曰:"放不下，担取去。" 师于言下大悟。

7. 没有什么好宽恕的

活在"这里！现在！"才可能真正宽恕别人，宽恕自己。

也只有进入当下，甚至活在"这里！现在！"才可以宽恕自己，宽恕别人。因为活在"这里！现在！"连宽恕的必要都不存在了。只有在"这里！现在！"我们才可以彻底地没有区隔、没有分别，而跳出"我"，跳出任何"我"的境界。

这么说，宽恕，就像爱一样的。就像爱，永久的爱，也只是爱自己、真正的自己。这个自己，跟"我"、跟"你"不相关。是爱自己的本性。是爱一切。因为生命本身就是爱。爱本身就是生命，两者从来没有分手过。

因为生命不可能不爱生命。宇宙不可能不爱宇宙。空不可能不爱空。

宽恕，最多也是如此。只因我们随时会被人间的形相带走。这本身就是人生的痛苦。我认识许多人，一生都在怨自己，怨别人。把一生所受的罪，不光交给自己，还交给别人，永远怨不完。比如说，就连几十年的"亲密"伴侣，都舍不得不责怪。都要把自己一生的不满，挂到对方身上——"他"怎么欺负我、"他"怎么不理我、"他"怎么害我。

甚至"他"怎么害人、从来没体贴过我、不知道"他"安的什么坏心眼,看到"他",就不顺眼;想到"他",就讨厌……这大概就是我们每个人在人间的写照,我们才有一件事会需要宽恕。

可惜,每一个身边的人,早晚都会沦为"我"不满、"我"怨的对象。人跟人之间,本身就带来萎缩。就连最亲密的爱情,长期下来不新鲜了,就成了一个萎缩点。从那里转成一个萎缩体,再转成一个萎缩场,把我们捆绑起来。这,听起来像是谁的问题。然而,这其实不是个人的问题,只是我们每个人都受制于人类集体无意识的昏迷而已。进一步说,我们每一个人也都只是代表人间所带来的集体的噩梦。所以,又有谁有资格去给别人定罪?更不用讲,有资格去宽恕什么?

遗憾的是,任何过去的牵绊,像是光想起某个人、某个接触过的人,都会造成一个萎缩,也就是一个结。很多人会想去宽恕,也就是去解开这个结。但是,它跟做好事的结果一样。有待宽恕的功课,永远没完没了。甚至让人一生都在寻求宽恕,寻求被宽恕。

想不到的是,一个人只要回到"这里!现在!"就自然进入一个中性的状态(non-reactive state)。不可能激起任何反弹,不可能对人生任何的形相有所反弹。前面曾经提过,这也才是我们最根本、最均衡的神经状态。这个状态本身,就为我们带来喜乐、平安、爱,以及宽恕。

所以我才强调,没有什么好宽恕的,这不是人生所要追求的。反过来说,只有"这里!现在!"的意识状态,才值得作为人生最大的目标来守住。它会消除过去所过不去的罪、内疚、不满等负面的制约。它会让我们看到不满自然地生起,自然消逝。我们也就完成了这一生,甚至多生多世的一堂功课。

也就是说,任何念头,它还没有生起,我们已经轻轻松松看它消逝了。

过去许多圣人要说的就是，任何人类的困境，都要从另一个更深的层面才能解答。反过来，在任何问题表相的层面上解决，都不是最圆满的，更不可能一解百解。只有跳出人间，站在一个无色、无形、无有的层面，才可以把任何问题消失掉。

这个无有的智慧，虽然不属于外，也不属于内。最不可思议的是，它可以改变一切。甚至，可以改变外在的"命"。但是，要记得命顺不顺，还只是外在世界带来的分别观念。只要把自己全部交出来给生命，接下来，我们也不会再期待种种分别所带来的结果。

懂了，会不断地带来平静和圆满。这个圆满会弥漫到生活的每一个角落。让我们跟宇宙轻松、快乐地共生存。这更大的一个聪明，生命所带来的更大的聪明，有些人称之为"智慧"，也是我们每一个人随时可以汲取的。

8. 活在"这里！现在！"跟守不守戒不相关

活在"这里！"也只是在这个世界，但又不属于这个世界。

活在全部的你，活在全部的生命，跟任何宗教都不相关，但也离不开任何宗教。因为，没有人、没有任何一个宗教能够把真实、真实占为己有。

最有趣的是，全部的你、全部的生命，倒不在意任何人去守戒（比如饮食、男女、睡眠……）。说白一点，没有任何戒律，可以让一个人醒觉过来。也没有任何苦修，可以让一个人成道。

没有错，虽然古人在修行的过程中，用了种种的方法，包括苦修，来集中注意力。但是，解脱跟这些经验倒是没有直接的因果关系。我们现在的人，也不需要经过那么大的灾难或苦修来醒觉。

其实这一生来，你已经吃过苦、痛过心，受到种种的打击，才可能遇见这本书。更不用说还读了这么多页，才读到这一点。也差不多了，该成熟的，也成熟了。该痛苦的，也痛过了。不需要继续在人间打转，继续摸索，继续迷失。

我这里也只是重新归纳和整合古人所带来的路标。从古至今，这些所有的路标都指向同一点。这一点，也就只是"这里！现在！"也只有通过"这里！现在！"外界的生命再也不可能把你拽住不放了。

这么说，觉悟，也就是醒觉。它不是提升，也跟任何人间所带来的体验或种种奥妙现象无关。很多朋友会认为修出特异功能就代表了什么，更不用说神通。或是成天琢磨全身或某部位的气脉打不打得通，本身是不是有什么更大的意义。还有人认为种种的心理转变或是什么特殊的感触，就代表了什么。有些人以为醒觉是个大狂喜的体验，也有人认定醒觉应该是空灵的体悟。有些人还会看到天使、接触菩萨，得到种种的信息。也有人通过修行，希望开发头脑的潜能。认为如果人类头脑的使用率不到百分之十，是不是可能通过修行开发更多潜力。确实，这些更"高"或更"深"的成就，不管是肉体或心灵层面，都会让我们忍不住继续把它当作修行最大的目标。

一般人想不到的是，要解脱，超越思考，进入无思无想，也就是把脑落到心，跟全部这些经验都不相关，也不会受到这些经验的影响。这些经验加不了半分，也减不了丝毫。醒觉，也只是轻轻松松地存在。而这轻轻松松的存在，就是活在"这里！现在！"

"这里！现在！"不是一个地方，也不是一个固定的时点。它什么都不是，又什么都是。也不过就是把全部的语言、把一切的念头交出去，全面地和生命合作。再也不抵抗，不阻碍。什么来，什么去，我一切都可以接受。

站在宁静中，我的心早已经臣服了。在这个外境，我，还有什么好坚持守或不守的？

9. 走出人间的牵绊

任何牵绊，都带来萎缩。

任何牵绊，本身就是萎缩。虽然我前面强调过这一点，但我认为，这个主题比任何其他主题都重要。也许你读到"任何牵绊，都带来萎缩"时，会忍不住质疑。会认为有些牵绊其实是美的，是正向的，并不是那么没有价值。但是，仔细观察，我们一生所有的牵绊，所有关系，从小到现在；从家庭，到进入社会；从幼儿园开始学习，一直到大学乃至更高的深造；从接触小朋友，大一点的同侪，到有对象；从有了伴侣，到有孩子；从周边的人，到工作环境的同事……这些牵绊都是在外在世界成立的，也都离不开任何念相。

这些牵绊，是通过种种的念头才为我们带来一点感受。通过念头和感受的互动，才好像固化成为一个坚实的"相"——也就是念相。进一步观察，它本身从来没有存在过，但我们把它当作真实。

任何念相，再怎么好、再怎么坏，都早晚会消失掉、消灭掉。它不可能独立存在，也不可能是永久的。

我这里强调的是，虽然我们读了这些，都可以听进去，但是我们没有一个人能逃开过去的牵绊带给我们的制约、束缚、萎缩。因为这些牵绊，会直接影响到我们的情绪，而情绪的功能就是来扩大念头对身体的作用，作为念头和身体的桥梁。所以，任何东西长期动用到我们的情绪的，对我们就显得更坚实。无形之中，它们变成我们生活、人间生命很重要的一部分。甚至，成了"我"的一部分。

通过它们，我们才更确立了"我"。就连"我"，也是通过这些过去的牵绊而来的。过去的互动，本身就和"我"分不开。我们只要跟这些过去的牵绊接触，就会有一个情绪的变化，而通过所勾出的种种情绪，又会唤起更多过去的记忆，而这些念头再勾出情绪，两两相互壮大……

对我们负面影响最大的过去牵绊，都会让我们联想到"痛"。每一个人的感情都受伤过，而我们一直扛着这些创伤继续活着。接触这些过去的牵绊，也就会把过去的创伤带回来。甚至，任何反弹都会带来一个负面的能量场，让我们二次萎缩，耗用大量的心力。

这个事实，本身就让我们想要采取一些保护措施。比如：避开某些人，或是更微细、更有技巧地预防。比如说，把接下来的互动淡化、事先准备一些想讲的话，或说服自己这些事没那么重要，好让这些创伤的负面影响力减到最低。我们可能对这个人的言行有所诠释，把自己更进一步地隔离，让这个伤的作用减轻。很多心理疗愈，因为懂得这个原理，所以通过种种方法，松绑这些保护措施，让情绪宣泄出来，得到心理的一个缓解。

在人生的旅程中，怎么去面对，甚至超越这一切的牵绊，是我们这一生主要的一门课，而答案就像爱与宽恕一样，最踏实的方法，也只是回到"这里！现在！"

只有回到这个瞬间，随时回到这个瞬间，我们才可能跳出这个萎缩场，跳出任何萎缩场。不需要再三地陷入某一个人、某一个情绪或是某一个状况。活在这个瞬间，萎缩的念头自然就起不来。就是起来了，知道了，也就自然消灭掉了。

我们可能认为，就是因为这些过去的牵绊带来了极度的伤痛，所以才跳不出来。怎么可能活在瞬间！尤其是在内心的委屈爆发，情绪最高涨的时候，哪里还有什么瞬间好谈的！

这是难免的。在无意识的昏迷中，每个人都是一样的。在这种情况下，伤痛，就让它伤痛吧。实在没办法忍受，也只好接受没办法忍受吧。痛到大哭，也就大哭一场吧。看着这个痛心，看着这个不可能受得了的瞬间。看着它，清清楚楚地观察到它。也就让它存在吧。也只是这样，就够了。

自然会发现，从这个伤痛中，悄悄地出现了一个空当。这个空当自然就把负面的念头和情绪抱住了，容纳了。接下来，也就消失了。这个空当，本身就带来一个宁静。外在的心在痛，内在却是宁静。就这样，我们就把自己带回到这个瞬间。

有些人，回到瞬间，会突然大笑。回想这一生都被这些过去的人、过去的牵绊绑住，为自己带来难以承受的痛苦。现在却发现它全部只是一个自己建立的大妄想。好玩的是，活在"这里！现在！"虽然是内在世界的一个境界，但它就像一面镜子，会反映到外界。

当下的能量场，自然在外界的每一个角落流露出来。很多过去的牵绊、不顺，很微妙地自然会消失掉，或得到一个好的转变。其实你也没有做什么，也不是通过你做了什么。这些过去的牵绊所带来的负面状况，只是已经不符合全部的你、全部的生命——也就是"你"。所以，它自然会调整，会消失，会创造出一个空当。站在生命的空当，任何过去的牵绊也就消融了，自然化解了。这个发现，几乎可以说是每一个醒觉过来的人都会体验到的。

一个醒觉的人，本身就宁静，充满着爱、喜乐、包容……这个能量场本身就会带动一切，把周边的情况和人作一个转变。无形当中，把大家都带到一个更高的意识层面，小我的摩擦，甚或冲突就消解了。

最伤痛的时点，最伤痛的经验，也只是反映人生的一个状况，倒不等于"我"，也不等于"我的生命"。我，真正的我，远远超过任何人间带来的快乐和痛苦。看穿人间，看穿任何的悲痛，也只留下平安。

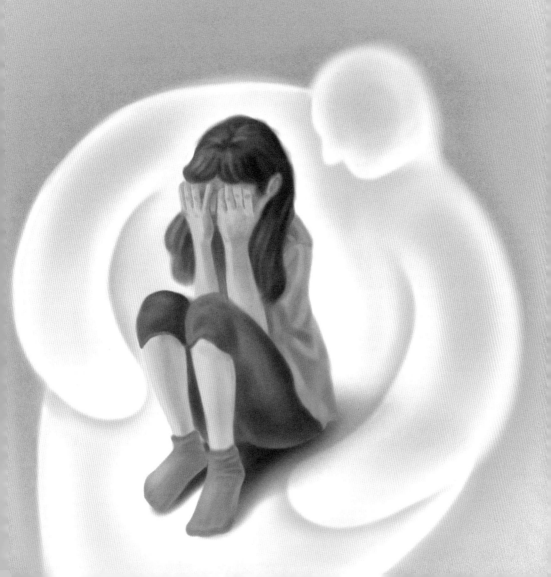

一瞬间带来的宁静

我遇见了一位出家人，我问她："为什么年纪这么大才出家？"于是，她和我分享了她的人生故事。

她本来有一个很快乐的家庭，但是先生突然变心，要和她分手。非但把分手的错全部怪在她身上，还制造伪证，让孩子说对她不利的话。这一切，让她措手不及。

这件事，她完全无法解释。她没有犯任何错，一心一意都在照顾家庭，直到孩子二十几岁，她觉得可以和先生一起享受人生的成果了。完全没有心理准备，好端端的幸福人生，怎么就成了一个噩梦，怎么转都转不出来。

她选择出家，也就是认为——人生一定还有另外一条路。

一边说，她开始大哭，眼泪怎么流都流不完。

我很同情，听她把她人生的故事讲完。把自己全部的注意力交给她。

渐渐地，她的哭声停了下来。

至少半个小时，我没有说话，她也没有再说话。整个空间，充满了理解，充满了同情。

她开始微笑，从微笑，大笑，然后，停不下来。

我还是没有讲话。

但是，通过互动，我知道——她理解了。

她领悟到人生的另外一个层面。通过瞬间带来的空当，她领悟到生命的另一个层面。也就是说，人间带来的痛苦，再不可思议，再难以承受，还是在这个外在的层面。

在人生更深的层面，其实什么都没有动过。

外在的生命，有喜乐，也有痛苦。假如我们通过外面所带来的现象来追求圆满，是不可能的。

10. 跟生命全面配合

跟生命接轨，就是跟生命配合。跟生命完全接轨，就是跟生命完全配合。

生命所化现出来的任何形相，我们也可以称念相。都是通过"你""我"所看到、体验到，而得到存在的。我们其实可以说，生命就是我，我就是生命。生命离不开我，我也离不开生命。这么说，从任何角落延伸出来的形相、任何物质上的变化，还只是我们的一部分。

完全配合生命，不管高、低、快乐不快乐，欢喜还是伤痛、平凡或是突破，也就是解开人生最彻底的方法。全部的你，也就是承认——任何形相，跟自己分不开，也不用去对抗。任何形相，都可以接受、容纳。任何形相，都可以放得过去。这就是活在全部的你，全部的生命。

这么一来，一个人再也不用抓住任何观念不放，也没有什么观点好主张，更不用讲设立什么人生的目标。任何目标，早晚都满足不了。也不用再去追逐下一个瞬间，好像下一个瞬间会带来比这个瞬间更珍贵的什么。这个瞬间，本身就够了。

站在这个瞬间，轻松看到这莫名其妙、疯狂的世界。但也就让它存在吧，不去干扰它。It's OK. Everything is OK. 进一步，还可以在人间参与这个游戏。完全投入，把自己完全交给这个瞬间，但是又不会让这个世界把你带走。样样也就不需要那么认真，不需要那么重视，也不需要那么失望。面对的，也只有这个瞬间。活在"这里！"活在"现在！"再也不会"人在、心不在"——这正是人类最大的疾病。

再进一步说，每一个经验，每一个人生的体验，自然变成平等。快乐和痛苦平等、好和坏平等、美和丑平等、富和穷平等、成功和失败平等。清清楚楚知道，它们也只是神经系统配合感受所建立出来的虚拟实相。所以它们也不可能再把你带走了，也不可能让你离开这个瞬间的完整与圆满。站在这个平等心，看着这个世界，你就已经回家了。这个世界，也就是你的家。因为通过这个世界的每一个角落，我都可以看到整体、全部的我。

有趣的是，站在这个瞬间，时间突然停下来。一个刹那、一个瞬间，可以延伸到一万年。人类万年痛苦所带来的制约，通过这个瞬间，就突然不见了。就那么神奇，就那么奥妙。

我通过这瞬间，轻轻松松地选择。选择接受一切、选择容纳、选择臣服、选择快乐、选择痛心。这个瞬间所带来的一切变化，是我选择这么样。也选择接受"它本来就这么样"。最后，我选择醒觉。

我再也不会跟着脑的任何念头跑，而成为念头的奴隶。在无思无想当中，任何人间所带来的现象，都同时带来空当。这个空当，也就不断地让我活在无思无想而超越思考的世界。我也不会再责备别人不懂爱，或认为"我"的爱心比"你"的爱心更大。因为这个人生的空当，本身就是爱、本身就是原谅、本身就是接纳。这些观念，不管是爱、是原谅、是接纳，本身都是平等的。也只能回到空。

你活着，醒觉。跟全世界的人都颠倒了，甚至不相关。不相关，也无所谓。就继续活下去，让生命来活你。

"我选择……"

讲到选择，也就是个人的任何选择。我们每一个人都会认为有个东西叫作"自由意志"（free will）。但是，我们仔细观察，我们一生所选择的，都离不开外在世界的范围，更离不开这念头的世界。

没错，我们的念头是通过生命的螺旋场所建立的。本身就带来种种的力量，含着种种化生的潜能，可以呈现种种的期待、愿望——这也就是我们认为"自由意志"可以做的。然而，这样的自由意志，假如只着重于对外在世界的作用，而没有顾虑到一个整体，它本身最多只能称为一种对立。是对生命的对立，不可能让我们得到最高的满足。它本身就是痛苦的根源。

其实，任何我们所称的"自由意志"，只要和全部的生命不接轨，它根本称不上"自由"。还是由"我"建立，还是受限于"我"有条件的表达，还是落在"我"所延伸的世界，落在局限、有条件的客体意识里。

再讲清楚一点，活在有条件的世界，也就是人间，任何念头，包括我们所认为的"自由意志"，它本身还是受到种种条件的限制，也跳不出这些限制的制约。所以，根本没有什么"自由"好谈的。人类有史以来，只要没有解脱，我们从来没有自由过。

一般人想不到的是，真正的自由意志，也只是跟全部的生命完全接轨。通过我们的选择，把这个局限而有条件的意志，交回到无限大的一体意识。让这个一体意识，也就是宇宙，也就是生命，带我们走向这一生。

把自己全面交出来，也只是把这个客体意识所带来的种种限制解开，而让主体和客体的距离（我和其他人、其他东西之间的隔阂）彻底消失。

　　只有这样子，我才可以找回生命无限大的潜能。我再也不受任何条件的制约。我可以清清楚楚看到人间所带来的变化，而我也清清楚楚选择容纳一切。随时让更大的生命来照明我，照明一切。只有这么回家，我才可以真正活出一个自由的人。

　　这个一体意识所带来的聪明与智慧，远远超过局限意识所能想象的。所以，把自己交给它，也就是让我们的生命来活我们。再也没有分别、隔阂了。

　　这里所要表达的理解，每一个成道的圣人也都会这么说。也只能是这样。

　　接下来，我们可以把这些理解转成一个轻松的练习。也就是说，面对每一个人生的状况、每一件事、每一个人、每一个东西，我们都可以轻轻松松地带出以下所要表达的领悟。

一练习

　　我，清醒地选择这个瞬间。

　　我，清醒选择这件事。

　　我，清醒选择眼前的这个人。

　　我，清醒选择这个环境。

　　我选择这快乐。

　　我选择这烦恼。

　　我选择这悲伤。

我选择这个痛。

我选择这个没办法承受的痛。

我选择他。

我选择你。

我选择我。

我选择一切。

我完全选择这样。

我选择这个瞬间。

而我只可能选择这个瞬间。

让我自由选择，我还是只会选择这个瞬间。

用这种方法，面对每一个瞬间。用你自己的表达，你会发现，每一个瞬间都友善了起来，而生命很好过了。你轻轻松松地带出来一个自由、主动选择的味道，来面对这个世界、看这个世界。你已经把全部的对立消失掉了。同时对生命致上最高的敬意与荣耀。

这才是生命最大的"秘密"。

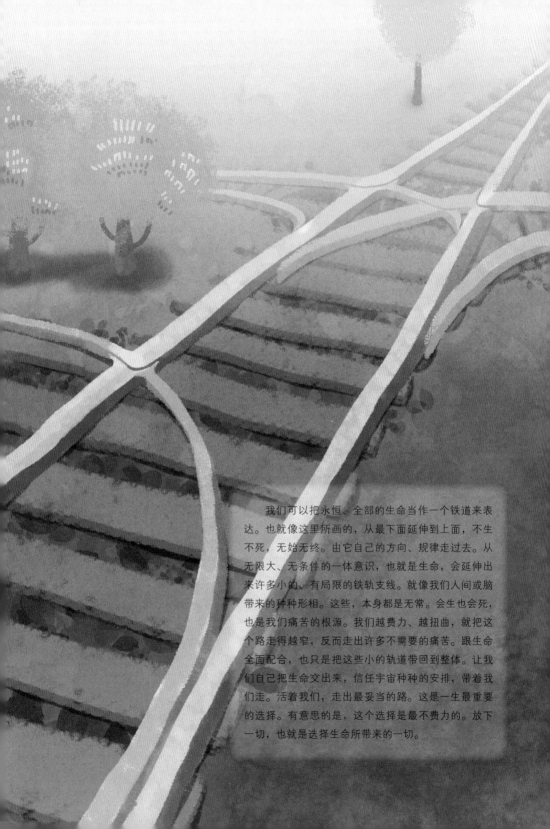

我们可以把永恒、全部的生命当作一个铁道来表达。也就像这里所画的，从最下面延伸到上面，不生不死，无始无终。由它自己的方向、规律走过去。从无限大、无条件的一体意识，也就是生命，会延伸出来许多小的、有局限的铁轨支线。就像我们人间或脑带来的种种形相。这些，本身都是无常。会生也会死，也是我们痛苦的根源。我们越费力、越扭曲，就把这个路走得越窄，反而走出许多不需要的痛苦。跟生命全面配合，也只是把这些小的轨道带回到整体。让我们自己把生命交出来，信任宇宙种种的安排，带着我们走。活着我们，走出最妥当的路。这是一生最重要的选择。有意思的是，这个选择是最不费力的。放下一切，也就是选择生命所带来的一切。

11. 你既是前景，又是背景

你既是球场上的球员，又是裁判，又是观众，又是球场。

用这种比喻，我希望再一次把全部的生命描述得更清楚。我们一生活在人间的前景，采用的也只是客体意识——有一个"我"在做一个动作，还有一个"动"的过程。这个"我"，小小的我，通过对立、摩擦、冲突，建立了我人生的故事。在这些故事中，我和你当然是分隔的。这也是我们一生从小到大所认定的。它本身就是我们脑的局限。

活出全部的生命，是同时承认有个更大的我（"无我"），存在于人生更大的背景。它不是通过客体意识来呈现的。是通过"空"，也就是无思无想、无色无相的一体意识，而不是由念头或形相组合而成的。找回这个一体意识，是我们人生最大的一个考验，是人类有史以来到现在要跨出的一大步。

用球员的比喻，来表达整体的生命。也就是说——我跟其他的球员、跟裁判、跟球迷，甚至跟球场、跟球场以外的整体，从来没有分离过，不可能分离的。分离本身就是头脑创出的观念境界，让我们创造出另一个虚拟现实。

把全部的你、全部的生命找回来，这个分离也就突然消失了。你也

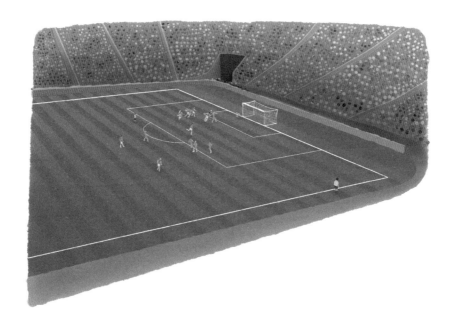

　　局限的客体意识会带来一个分离的观念，让我们以为有一个我、有一个你、有一个他、有一个东西……种种都是单独的存在。站在一体意识，在这个宇宙，我们看得到以及看不到的一切，都有同一个本质，从来没有分开过。站在整体，也没有主体、客体好谈的，只有清清楚楚的觉知，而这个觉知是永恒的。一切我们所见的客体都会消失，只有觉知是不生不死。

只能在每一个角落，都找回自己——更深层面的本质。这个本质是人人相通的。你不会再探讨人和人中间的距离，也不会再强调"我和你本来就不同"。因为你明白，这一切只是这个分别的逻辑所创造出来的把戏。所以，认真去探讨人和人之间是否有区隔，本身就带来矛盾。但是，仔细观察，这个矛盾，是通过我们前景的意识，也就是客体意识，不可能解答，不可能跳出来的。

"全部的我"，也是包括一切。用这一张图作为比喻，"我"是球员、是裁判，也是观众，也是球场。一切，跟"我"从来没有分离过。通过每一个角落、每一个人、每一个东西，都可以看到全部的生命。

我用这个比喻，是让你知道，我所讲的，通过人的逻辑来看是不可思议的。确实，就是不可思议。我们脑海把任何意识都局限了，不可能通过这局限的意识跳出来，而体会到整体的意识。有趣的是，什么都不用做。只要让整体的意识轻松地存在。光是看着它、欣赏到它、体会它，也就够了。因为局限的意识只是其中一小部分，只是全部的意识位居背景而被忽略掉了，反而让我们以为没有。

同样地，通过整体的观念，一个戏剧的主角，跟舞台、跟观众也从来没有分离过。然而，若站在客体意识的角度，不光认为这些是分开的，还以为前景所呈现的，就是我们的一切。这是人生最大的一个误解。打从人存在，就有。而且随着世代相承，这个误解愈来愈牢不可破。我们认为通过科技的发展，可以改变物质的世界，还可以把人生的样子作一个改善和提升。这么一来，非但让我们抓住不放，甚至就困在这万年来的误解里。

讲到这里，不是否定掉人类的发展。科学和科技其实是宝贵的工具，提升人的生活质量。有了种种的方便，让我们不完全把注意力放在生存，而能探讨人生最重要的课题。然而，过度依赖科学，而把种种的物质当成了一切，这本身才是问题的根源。

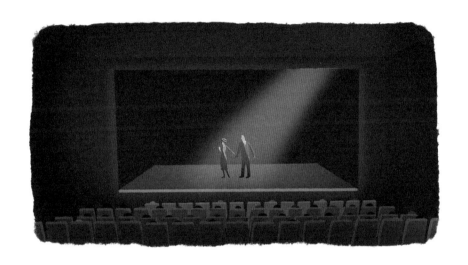

　　也许你会问，本来我和其他的人就是区隔的，不是吗？但是，仔细观察，这还是一个观念所带来的虚幻的认定。这个隔离是我们本身对立、分别的意识所带来的。没有这个意识，也没有这个宇宙，也没有我，更不用讲其他的东西。我们所认识的这个世界，本身就是局限和制约所创出来的，它本身就受到这些条件的约束而组合的，只能代表我们整体的一小部分。

我们有这种福气，通过史上少之又少的几个人，他们看穿了人间的限制，领悟到这个整体，也就醒觉过来了。醒觉过来，他们倒没有知道更多，因为任何知识还是通过客体意识所带来的。

醒觉了，把脑和念头落到心。懂得跟生命接轨，与生命再也不分离了。他们懂得用脑、语言、甚至任何行为当作工具。需要就用，不需要，就不用。再也不需要计较。

另外，我前面用戏剧来比喻，也是希望表达人生本来就是一出戏。好像是真实的，又好像是虚幻的。从外在世界的形相来看，它当然是真的。但从整体生命的角度来看，它根本不成比例，都是念头创造出来的。

这么说，一个人醒觉过来，也不会再追求任何结果，反而轻轻松松把人生当作一个舞台，化出一出戏。这也就是梵文所称的 lila。以这种轻松游戏的心来面对人生的变化。不用那么严肃，跟自己、跟一切过不去。没有什么事情有绝对的重要性。

接下来，怎么做都可以，再也没有什么绝对的重要性。通过宇宙，再加上醒觉所带来的最大的生命场、能量场、螺旋场。醒觉的人，就算不动，都可以影响到这个世界。

这些少之又少的大人物，能影响到人类上千年。反而让我们感受到，人类的演化在某个层面上好像颠倒了。是通过这少数几个人身上呈现出来了圣人的境界，我们才知道原来每一个人都有这个潜能。毕竟，没有这个潜能，这些人也不可能成道的。所以，醒觉是我们每一个人都可以做到的。

全部的生命，是包括一切。通过这张图，我再做一次解释。"我"是主角，也是其他演员，也是舞台，也是观众，也是这个剧院。"我"是一体的意识，不可分割而无限大的整体，同时也是它产生的局限而有形有相的"我"。通过"我"，整体的意识得以察觉到自己。站在这个舞台，"我"再也不需要那么认真，把每一件事情看得那么重要。"我"也可以在这个人间，轻松愉快地参与这个游戏，接受人间所带来的种种变化，也不需要被它带走。

第七卷　实践当下

理解了全部的生命，这个"理解"本身就是最好的练习。它本身就是最高的静坐，不用再加任何一种练习的方法。随时回到"这里！现在！"——已经把方法和结果合一了。也就是说，结果本身就是方法。我担心前面的表达还不够清楚，所以在这里再点出一些观念，来引导你走向不可引导的全部的你。

1. 静，就是当下

静，离不开当下。每一个相，都有静！

我们通常都停留在人间的外境。而这个外境是通过"动"和"做"组合起来的。一般人绝对不会放过外境，会想针对外境作种种的更动，达到理想的完美、发达、高效率的成果。这可以说是汇总了人类至今为止的文明发展的动力。全部的你，不只是这个外境，它包括内境，也就是意识层面更深的一面，也就是我们曾经提到的背景或因地（而外境，也就是前景）。

简单说，外境就是形相，而内境比较像"场"，比如说一个能量场。这两个不是对立的概念，两个可以同时存在。

静，宁静，是衔接两者之间的共同点。没有静、没有空，就不可能有任何形相。任何形相，也是从这个静、这个空所带来的场，所衍生出来的。衍生出来的任何形相，底下也仍然是静，还是空。

随时体会到这个静，自然就活在无思无想圆满的境界。静，也只是变成一个轻松的知觉场，可以观察到一切。我们仔细看，生活的习惯，全都在讲究"动"。不光是动，还要动得快，动得有效率。包括信息取得、观念的转变，还要同时多任务作业。所以，懂得静，重视静，是我们回家之路要踏出的第一步。这跟我们全人类的价值观念恰恰相反，根本是颠倒的。

也就是说，你在读这篇文章，不光是在体会字面的意思，还体验字句和字句之间的空当，甚至更深层面的意识。字和字之间的空当、更深层面的意识都是从"静"转出来的。真正重要的，是同时体验到这些字背后的"静"。

有意思的是，从古至今，真正的灵性老师也都是把弟子从"动"带回到"静"。因为"静"其实是个能量场，可以说是宇宙最大的能量场。"静"本身就可以讲课，而且是最高明的老师。它本身就是最大的恩典。我这里想起了拉玛那·马哈希，这是我心目中印度百年来最了不起的大禅师。他 16 岁醒觉，接下来几十年不讲话。后来即使讲话了，也只是寥寥几句，用他无相的光明带着弟子，帮助许多人醒觉过来。禅宗的始祖大迦叶尊者，是佛陀的大弟子。他从佛陀拿起一朵花中，理解了一切，并以微笑回答佛陀[1]。千年来禅宗不讲究语言来教学、来传承，也是这个道理。

同样，我们也可以称大自然是我们最好的老师。大自然所有的动物、植物甚至矿物，都活在当下，在一个宁静的状态存在。这个当下，是在念头还没有生起的瞬间。这些种种的众生（连矿物、任何物质都是众生，都有意识，都有生命的慧根）随时通过瞬间、通过宁静，和整体的生命接轨。一只动物，不光跟自己本身没有分隔，跟宇宙整体也没有分隔。不像人类，还创出另外一个自我形相。这个自我形相带来另外一个"我"，是一个假体。但是，从这个假体出发，又好像是真的。让我们的人生在这个躯体里打转，转不出来。

这么说，语言或是文字所带来的任何意涵都不重要。因为心里不安

---

[1]《大梵天王问佛决疑经》"拈华品第二"。

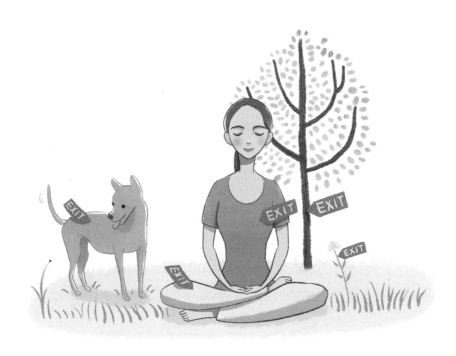

　　任何形相，本身就是个出口（Exit），而大自然本身就是人间最好的出口。大自然所带来的生命，本身就存在于一个宁静的状态。本身就活在当下。通过瞬间，跟生命完全合一。不管是一朵花、一棵树、一只狗，甚至我们的体内。只要我们清楚关注任何形相，不要再加上一个念头、一个观念。很自然的，就让我们找回这个瞬间，存在于宁静。这个瞬间所带来的宁静，就是出口。

静，有一个起伏，才可能有念头。这念头，再转成语言跟烦恼。懂了这些，就不再会追求字句所带来的理解，因为它最多只能当一个路标。可惜的是，我们通常把这个路标当作目标。在语言文字这个路标上打转，滔滔不绝地辩论，大做文章，越走越远。

宁静，是可以通过任何有形有相，包括语言文字、行动、讲话中找回来的。跟我们身体动不动、发不发出声音，一点都不相关。真正的宁静，是在动作与声音之内，同时找到一个无动、无音的性质。懂了这些，就自然知道，在任何生命的状况下，不管多忙、多吵，我们可以轻松看到，有另外一个宁静的层面，在更深的层面存在。体会到这个层面，自然就会给我们一个空当、一个空隙，让我们看清、看透任何生活的状况。从"有"，体会到"没有"。

我想表达的是，"静"跟一个人从早到晚盘腿、不讲话、不睡觉、不休息，一点都不相关。我们会体会到，因为人有限的理解，通过这局限的意识，把"静"当成了"不静"的对立，会认为"静"是"动"的相反。不相信的话，我们每一个人都体会过，明明身体躺在那里不动，心里的念头却像水一样流个没完。外面很静，可是心里一点都不静。所以，这两者是不相关的。

想想看，一个人假如可以全心宁静，而又同时能在这人间做事，甚至通过脑思考、讲话、交流互动。那么，每一个行动是不得了的。通过宁静，我们就自然活在当下。虽然在"动"，每一个"动"都是在臣服当中而动。也就是说，还没有"动"，一个人已经把一切的追求或是对瞬间种种的要求，都很早交出去了。

不光这种宁静是神圣的。活在瞬间也是神圣的。就连每一个动作都是神圣的。最有趣的是，通过宁静，这种神圣、臣服的"动"，和努力一点都不相关。努力还是通过对立而生的。比如说，我希望通过用功、做某种功课……可以得到种种结果。因为生活不顺心，所以我要通过种种努力，来完成自己的愿望。这么说，努力，本身就是跟生命对抗。

然而，宁静中生出的"动"，完全是自然而发，从心里流出来的。没有一个"谁"来掌控，也没有一个"谁"来决定。这种"动"，自然跟全部的生命接轨，自然带出最高的创造力，所得到的结果是人间难以想象的。人类历史最美的诗、最美的音乐、最美的艺术作品、学术上最大的突破，都是在宁静、在无思无想的境界中所带出来的。

通过静，我们自然也会发现，任何对立、矛盾自然会消逝。甚至会发现，"空"和"有"不是对立。"存在"和"动"、"做"也不是对立。就连生命和死亡都不是对立。更不用讲爱、喜乐、平安都属于生命更深层面的一部分，没有外在的对立。空、存在、生命、爱、喜乐、平安都是我们最根本的状态，并不是用任何条件组合得来的，本来就是跟生命接轨。通过宁静，自然就存在身边。

宁静，或说宁静带来的臣服，也只是把我们对形相的注意力"挪开来"，向人生更深的层面移动。它带来宇宙最高层面的智能。通过这个有限的体，表达出宇宙最高的智慧。这就是古人所称的圣人境界。其实，我们每个人都做得到。因为它跟"做"一点都不相关。然而，却又是我们最普遍的状态。正因如此，庄子也曾经说过"道"是无所不在的。[①]

接下来，我会用更具体的方法，让你找回来这个"静"。也就是这个瞬间，也就是"这里！现在！"我想提醒的是，前面这些话还是很重要。因为，要得到这个"静"，并不是通过任何作为可以带来的。假如前面这些话，你全面投入，用心读进去了，你已经在一个宁静的存在，宁静的当下。

---

① 庄子《南华经》"知北游第二十二"。

一思想典范的变迁（Paradigm Shift）

前面提过，任何历史所留下来的重大突破，不管在任何领域，都是从无色无形的"空"所衍生出来的。不光如此，人类思想典范的变迁，也是从"空"所化出来的。所谓"典范的变迁"，指的是观念上的大改变。要从一个有规律的系统跳出来，必须通过一个更深的层面来看、来处理，才可以得到观念彻底的转变。

人间的意识状态要转变，一定要从更深沉的意识状态，来解答外在意识层面所带来的问题。这类事例，在历史上屡见不鲜，包括科学相关的问题，也只是如此。回顾科学史，重大的思想典范变迁，也是通过不同的逻辑层面切入，等于是根本跳到一条完全不同的轨道上。就像几百年前，哥白尼探讨太阳、月亮和行星对恒星的相对运动，跳出了当时奉为圭臬的地球中心说，提出了日心说，为人类带来完全不同的眼界。

换个角度来看，也就是说，只要通过人间可以思辩出来、想出来的东西，在历史上是不可能永久存在的。很多科学和科技的发现，都会随着时间不断更新，也不断流失。科学和哲学的突破，不管在当时多么伟大，都可能在百年后，甚至几十年内就被推翻。只有完全从无色无形的"空"所出来的，才是永恒。就像所有古人的智慧结晶，是从生命更深的层面，也就是无色无形的空和宁静所创出来的。

我们都见过这样的人，虽然话不多，但他从宁静中说出来的话，会让我们觉得很有深度。深度，也就是反映生命更深的层面。说到底，一个人要在无色无形的"空"，才能带出生命真正的深度，而影响到周边，甚至影响到未来的人。他所讲的一切，跟永恒的生命完全接轨。所以，也不可能消失掉的。人类史上大圣人的智慧正是如此。

　　每一个人在生命中，常常会得到一个更深层面的答案。在人间，我们有时也感受得到更深沉的直觉，有时候我们称为灵感。这也都是从一个无色无形的宁静所转出来的。我们不能说这是理性或念头的产物。但是，我们每一个人都知道，它本身是来自生命更大的聪明。我们也隐隐约约知道，要听从这个更深的灵感和直觉。

　　比如说，我们有时候到某个地方，遇见某个人，会有一个不知道从何而来的灵感，影响了我们对这件事、这个人的决定。我们心里也知道，这是反映了生命更大的一种聪明，我们可以称为智慧。这是每一个人都体验过的，我们本来都有，也是每个人都知道的，从来没有离开过我们。

　　典范的变迁、观念的转变，也是要通过一个能量场、生命场。更要通过生命关键的存在（critical mass），一夕之间，影响到整体人类的看法。可以这么说，信息，也就是螺旋场，通过少数人的领悟的共振，而可以影响到全人类。

　　正因如此，我才写下《全部的你》。也是很诚恳的希望通过你、我，也就是生命关键的存在，在人间带来一个全面的典范变迁，带来全人类与地球生命的转变。

2. 修行不用时间

醒觉，跟任何修行的方法不相关。

我有很多修行的朋友，不管是在家、出家、专修与否，不同宗教、学派的道友，经过几十年的修行，往往有一个普遍的现象——追求灵性越久，反而越不愉快。总是抱着一个挫败或责备的念头。认为自己修得不够好，或是在某些场合对某些状况会激动反弹。不光对自己严苛，也许也用一样的标准来期待别人。即使如此，还会坚持只要修得够久，磨炼到底，说不定哪天就可以成道了。这种想法，无形当中，还是认为修行离不开时间，而且做功课的时间越长越好。不管是学生还是老师，常常见人就问一句："你修了多久？"也就是说，无论老师还是学生，基本的假设都是"修得越久，越成熟"。然而，有时，修得越久，反而生起一种骄慢，认为别人不如自己。

这种错误的观念，从古至今误导了无数人。衍生出各式各样的方法，从苦行到五花八门的磨炼。好像基本的假设是：只要承受得住，大概也就成功了一半。这些观念都还离不开"功夫"的境界，更离不开"我""动"或"成为"的观念。好像是说一个人本来是平凡的，通过修行，他可以成为神仙、高人、上师，得到这种殊荣的成就。

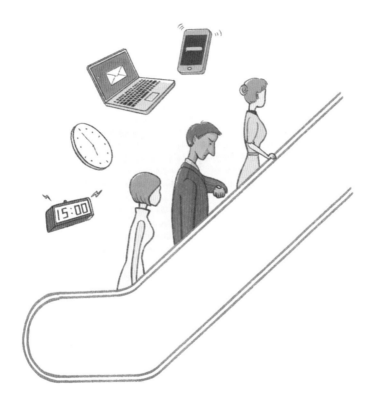

　　来不及了！等会要做什么！时间永远不够用！——打破时间的观念，也就是跳出人间唯一的一把钥匙。打破时间唯一的方法，就是回到瞬间——"这里！现在！"进一步说，把全部的生命找回来，也只是活在"这里！"的瞬间，或是瞬间的"这里！"

然而，这种想法还是以为——"成道"还是要通过"动"、努力的追求才可以得到的。我这里大胆地说，成道，跟任何"动"、任何作为、任何努力、任何追求，一点都不相关。道，本来到处都有，怎么还需要找回来？甚至"成为"出来？我们其实"就是"道，根本不能"成为"。甚至，连一个"成"道的观念都不允许。同样，*我们就是生命、我们就是一体意识、我们就是上帝、我们就是宇宙。我，就是。*

进一步说，连"修行"这两个字都是错的。好像有一个"行"可以被"修"，甚至可以被"修到"的。"修行"这两个字本身就带来一个追求的观念，好像在寻、在找。寻找必然需要时间，只能在未来完成。我这里想表达的是，一个修行者，确实需要时间追求。直到有一天，他突然领悟到，他从来没有跟生命分手过，他本来就是，也只是。

比较正确的说法是——我们轻轻松松把这个有限的意识，也就是"我"让出来。让出来，我们本来就有的道，自然就会浮出来。因为它从来没有动过，也从来没有离开过我们。只要把遮住它的东西挪开，它就自然照明出来了。所以，我在这本书才会说——成道，来成道我们。道，来道我们。生命，来活我们。也是表达这个理解。

我相信，很多朋友听到这些话，会听进心里去，甚至完全认同。这是因为你本来就知道这些道理，这些道理完全没离开过你。只是，我们来到人间，一时之间忘记了——我们来到人间，困在形式、形相里面。

反过来，也有许多朋友，听到这些话，因为完全同意了，而会生出惭愧、懊悔的感觉，认为自己白白浪费了好多年。其实，这还是错误的。因为，你一点都不可能失败，也不可能成功的。懂这些、不懂这些，也只是如此。跟失败、成功的观念完全不相关，就不需要再责备自己了。这样子，轻轻松松就醒过来了。

修道，完全跟时间不相关。你花再多时间，再怎么努力，也就是如此。但是，一个念头彻底转变，从脑落到心，修道就在眼前。从来没有离开你、我。最不可思议的是，从一个瞬间，我们突然把人类上万年带来的种种包袱、种种束缚、种种结，这么一大步就踏出来了。严格讲，连一大步都不用跨，连"出"都不用"出"。它本来就在心中。

一个人再怎么老、再怎么病，只要有最后一口气，都可以醒觉过来。倒不需要时间，更不需要什么功课。甚至，在生命快要结束的过程，面对随时会到来的人生终点，一个人反而比较容易完全臣服，不再抵抗。全面接受自己的命运。这时候，瞬间，也就是当下，就已经在心中。

也就这样子醒觉过来了。

这种理解，只要大多数的人可以接受，就会带给人类演化一个革命式的转变。会让我们轻轻松松从思考的境界，跳到一个不可思议的完美的全部。这也就是人类注定的命运，任何人都挡不住，是早晚的问题。

读到"早晚"这个词，希望你也只能笑一下。

3. 是吗？

"我"，是任何生命痛苦的根源。

—练习

是吗？

是真的吗？

是这样吗？

可能吗？

就这样吗？

又怎样呢？

还有事吗？

这些问题，也都是最好的提醒。让我们从不断的思想之流中，给自己找出一个空当，体会更深沉的意识。因为我们任何念头都离不开"我"，离不开小我的观念。所以，任何念头，也只是一个观点、一个角度。而且，这观点是从个人小我的立场出发的。一切的烦恼，都是从小我的观点滋生出来。包括我们对别人、对家庭、对朋友、对妻子、对先生、对环境、对工作、对任何事的看法，都离不开个人的"我"，也就是小小的"我"的观点。

在任何场合、处境，我们可以随时提醒自己："是吗？""是真的吗？""真有这回事吗？"会发现，很多烦恼、烦恼的念头就会消失。

最有趣的是，只要问答案都很清楚。自然让我们得到宁静，把一个复杂的状况简化，缩小成最小的范围。同时让我们体会到，最痛苦、最痛心的经验，也只是在那个瞬间体验。过去，已经过去了。未来，还没有到。更不值得去追求，去揣摩。

一个人只要这样子走下去，会发现日子都很好过。再也没有怀疑和质疑心来面对这个世界。自己也不再成为受害者，也不值得把自己搞成加害者。一切都很平凡，事情发生就发生了，只好处理吧。处理了，也就是如此。再怎么去烦恼，也只是这样子。

有趣的是，只要一个人轻松走下去，会发现很多事，过去认为不顺的，自然会顺起来。得不到一个解答，自然宇宙就带来解答的方法，找到一个最好的出路。我们人突然简单了，跟着宇宙走，心里没有事了。

过去我常常跟同事们开玩笑——我们面对一个修道的人，也会期待他在种种行为上有些表现。同样地，这还是用个人小我的观点来看。认定行道者应该是什么样子、说什么话、表现什么，来投射我们个人的期待。

而我跟这些朋友、同事们说，真正的修道人，其实一般人还不见得知道、不见得懂得欣赏。因为他都是很简化、单纯、爽快，心里没有事。所以，在意识层面，倒不会做各式各样的分别，也不会对任何事有各式各样的评价，不会给人感觉精明、计较。

在许多场合，他通常是天真得像个小孩子。有时候，对事情的看法又有一个深度，我们一般人很难理解。也就是说，他活在一个没有规律的规律、没有原则的原则里。让我们一般人没办法投射，无法预期他想做什么。他本身就代表生命最大的奥秘，就是一个生命的"话头"。我们一般人绝对没办法用我们的思维去套、去归纳。

4. 没有绝对的重要！

问题到底是什么？

在这人生的外境，在这个外在世界，当然有很多东西是我们认为很重要的。一个人有钱，有一栋好房子、好车子、好工作、好地位、好家庭，这些事当然都很重要。同时，一个人也可能遇到危机，或有紧急的事需要处理。这些事不处理，都可能影响到个人、家庭甚或更多人的生存。但是，即使如此，这些事——不管"我们"认为是好事或坏事，最多也只能说是相对的重要。都是通过人间种种条件的约束，通过社会、家庭、教育的反复强化，才显得这些事的重要。

站在生命的整体来看，没有任何东西是绝对重要的。

会把某些东西称之为绝对重要，是因为我们完全投入这个有色有形的世界。我们个人的身份很早已经和这些形相分不开，把自己和这些有色有形绑在一起。看不到周边，更不用讲看不到任何无色无形的空当。大家通常就活在这种前景，反而把更大的背景、因地给盖住，甚至忘掉了。

站在整体，任何重大的事，也就是那一个刹那发生，也就是这个瞬间。接下来，只留下过去的印象，或是未来的投射。其实，生命很简单。瞬间，接着一个瞬间。再怎么大的灾难或是困境，过了这个瞬间，也只是如此。

　　为了提醒自己，或把它当作一个很简单的功课，我们可以随时提醒自己：问题到底是什么？

　　举个实例，如果跟人有纠纷，一定会经历很多不愉快的事情。还可能影响个人的名誉，带来财务上的损失。或因为被责备而失去工作，或被同侪抹黑，再怎么解释都说不清。或我们跟亲人失和，甚至决裂分手。也可能承受很多说不清楚的冤枉、遭遇很多不甘心、不可思议的委屈。

　　在每一个这样的瞬间，提醒自己：问题到底是什么？

　　当然，你会听到自己的回答，问题是纠纷、侮辱、冤枉、委屈。

　　那么，你再进一步问：现在这个瞬间，问题到底是什么？可能答案是忧郁、恐惧、不舒服。

　　你再问一次：现在，问题到底是什么？

　　"我还是不舒服，心痛、绝望。"

　　你再轻轻地问一次：我想知道，现在！这里！问题到底是什么？

　　你再这么问下去，可能答案很单纯：我正坐在这里，呼吸。我正在叹气。或，我什么念头都没有。

　　这个瞬间，其实跟任何瞬间没两样，也只是这个样子。会搞得很复杂，是我们连串了过去，投射到未来。但是，在那一瞬间，是相当单纯的。

　　我们只要守住这一点，会发现宇宙会突然打开，把我们包容起来，引导我们在每一个瞬间勇敢地走下去。走出最好、最周到的一条路。

　　没有任何东西是绝对的重要！

　　就是这么简单。

5. 我毫不抗拒

放过生命吧! 就让它存在吧!

我全然接受。任何形式, 我全然接受。我尊重它, 我重视它, 因为我敬重这个形式背后的根源。这个根源, 从来没有跟我分开过。

这种不像练习的练习, 也可以称为最好的静坐, 已经把方法和结果合二为一了。因为每一个"有"都含着"没有"。所以, 从每一个形式, 我都可以穿透到无色无形的意识。最简单的方法, 就是不提供任何抵抗, 让每一个瞬间所带来的形式自然存在。形式来, 形式去, 好像都跟我不相关。我都可以容纳, 我都可以臣服, 而且内心毫无冲突。

这样子练习下去, 突然, 每一个形式都带来生命, 跟"我"共振。带着我通到无限大的我。它让我同时容纳"有"和"没有"、"形式"和"无色无形", 再也没有矛盾。这也是禅宗六祖的顿悟法门。

有意思的是, 佛教在一千九百多年前传到中国①, 通过六祖才真正普及。六祖当时砍柴为生, 没有受过教育, 但他所留下来的《坛经》非但是中国人最高的智慧经典, 也是佛教历史中唯一由华人传下来, 还

---

① 佛教史上, 多以汉明帝永平十年 (67 年), 迦叶摩腾与竺法兰以白马驮经像来华, 是为佛教传入中国之年。

被公认是"经"的典籍。①《坛经》里面提到，六祖从五祖接下了传承，有两次开悟的经验。第一次是体会到"空"。接下来，完全体会到"有"。并且体会到"空"和"有"并没有矛盾，才大彻大悟。从这之后，禅宗才在华人世界发扬光大，开枝散叶。

因为"顿悟"就是那么简单。六祖当时还在的时候，禅宗就已经依顿悟、渐悟之别，分成南北两派。"渐宗"认为不可能那么简单，需要时间磨炼、追求才能够得道。到现在，经过一千多年的传承，六祖所带来的顿悟的精神，可以说几乎已经消失了。通过全部的生命，我们在这里可以把顿悟找回来。随时可以用在我们生活中。这个顿悟，也就是对全部生命的领悟。你假如可以完全接受这些话，而不生出质疑心，这就是你这一生所带来最大的福德。它本身就是你最大的恩典。

而顿悟，或是全部的生命，也只是如下：

对每一个形式都不对抗，也就自然让"有""无有""有色有形""无色无形"同时存在，消融了一切的矛盾。这样的话，从"有"，一个人可以找到一切的"空"。从"空"，可以随时用到"有"。一切也就安静，一切也就涅槃。

① 对我而言，"经"（sutra），也就是一个圣人站在最宁静，从内心所转达出来的智慧。通过"经"的每一句话、每一个角落，都可以把读者带回到瞬间，跟生命完全接轨。经句的文字含义，本身已经不重要。这些字句本身就是活的。一部经，并不受限于逻辑，也不离逻辑，本身是圆满的。就是最高能量所带来的螺旋场，让我们轻松地旋入我们的本性，也就是一体意识。反而"论"（shastra）还带来客体和意识，是针对某一部经的一点做说明，让我们左脑、逻辑脑可以理解。

6. 对生命，对一切说"好！"

这里，带给大家另外一个练习。也就是遇到任何事情，心里说"好！"这种肯定，也可以用别的方法表达。有些人可能更愿意说 OK! YES! 也有人认为"行！"或"就是！""谢谢！"比较好。总之，是要表达——面对一切的变化，不光是可以接受，虽然心里不舒服，试试看还可不可以再进一步——欢迎它！

进一步说，它也是来表达——我清醒地选择这个瞬间，也是进一步来表达——我是主动而清醒地决定接受这个瞬间、任何瞬间。再进一步说，它也是来表达——我完全同意生命、宇宙所带来的这个瞬间的变化。假如我可以选择，我也只会选这个。我可以对生命的全部完全认同、完全接受、完全肯定。

我们一起来试试看：

一练习

早上一起床，说"好！"

刷牙、照着镜子，说"好！"

打理东西，要上班，说"好！"

对一切，"好！"

坐捷运（地铁）、搭公交车，对上下车拥挤的人群，都"好！"

走路上班，样样都"好！"

一天的每一个互动，在每一句话中，无论是说还是听，都"好！"

中午、晚上要吃什么，在吃的当中，样样都"好！"

有念头，甚至烦恼，"好！"

情绪浮动，受到人刺激，"好！"好的磨炼。

受到委屈，别人突然不礼貌，"好！"

家里有状况，心里不舒服，还是"好！"

忧虑明天，担心种种家里和个人的安排，知道了，也就"好！"吧。

跟伴侣闹得不愉快，晓得自己心里不舒服，也就承认"好！"吧。

处理事务，好好坏坏，都"好！"

任何心里的境界，不管什么感触，都"好！"

念头，任何浮动、粗的细的、高低好坏，样样都"好！"

不管面对什么危机、什么突破，内心一定会激荡。试试看，通过样样都"好！"找出生命的空当。

借用这空当，带着我们一一看见展开来的瞬间。

一天下来，样样我都可以说——"好！"Ok! Yes! 行！没事！好极了！

我相信，只要你试着做，你会发现，那么简单的方法，只要做，就可以带来平静。让我们自然跟生命接轨，可以让我们度过人生最大的危机，甚至灾难。它也可以同时把最遗憾、最美好的事看穿。让我们充分理解，人生种种的变化还是在外界打转。再怎么好，也只是如此。再怎么坏，也只是如此。站在全部生命的角度来看，都不成比例，从来没有离开过我们生命的根源。

活着种种的变化，对样样事情说"好！"也就是欣赏它们。

活在瞬间，而觉得每一个瞬间都好。也就是轻轻松松地观察到每一个瞬间，活出每一个瞬间的美。坏事，可以活出瞬间的美。好事，可以活出瞬间的美。好好坏坏的美，其实都差不多。

这就是平等心。

平等心，说的不光是人与人之间的平等，更是人对待经验与经验之间的平等。也就是说，不管我们体验一个人、一个东西、一件事——这些种种的经验，在我们心中都是平等的，也只是通过这个瞬间化现出来的。而我选择——欢迎每一个。这，才是大平等心。

这个方法，也是最有效来面对修行种种变化的秘诀。很多人通过静坐或其他修炼，会有一些意识上的转变，让他有样样的体会。这一关很不容易穿越，人很容易被这些体会、这些境界绑住。包容每一个经验。甚至通过"好！"来欢迎。也就是不用再去期待，更不用讲追求任何境界。任何境界，只要可以表达出来的，本身在意识上就是一种阻碍，都还落入一个概念的范围。

这也就是对"境界"最好的解答方法。

7. 存在，我只是这样

在任何状况下，我选择宁静，而宁静自然带来平静。

要体会到全部的你，比什么都简单，比一口呼吸还容易。什么都不用做，就轻轻松松存在，就对了——所以，我坐在那里，吸气，吐气。吸气，我知道。吐气，我知道。哪一个部位动，我都知道。我都不去管它。我都可以接受它，都可以容纳它。甚至，我连"接受"这个动作都是多余。懒得提出任何要求，放下任何期待。

用这种简单的方法，什么都不用做。把自己落在一个又轻松、又清醒的知觉，不用再加任何解释、说明、干涉，就把最深意识层面的宁静找回来了。这种宁静在任何场面都会带来平安。自己平安，别人平安，就没有什么好计较，也不会带给别人任何冲突。

在任何情况下，自然会选择最温和、最圆满、最平和的方案跟互动。

"存在，我只是这样"也是含着一个全面臣服的观念。让一个人可以把自己交出来，交给宇宙，这是最大的信仰。在瞬间中，一个人能把自己交出来，连死亡都不怕，那也差不多到了。他已经从人间跳出来，把天堂带到地球。

"存在，我只是这样"也含着这个意思——这种信心，也表达出对

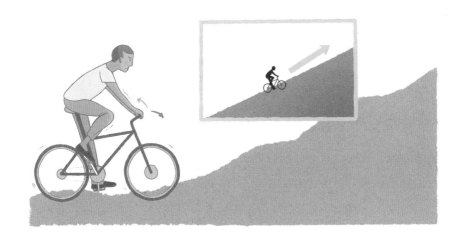

　　一个人的一生好像一个漫长的旅程，他走得左摇右摆，有时还迷了路，但最后还是会到家。站在整体的角度来看（图右方的方格，是从更远的距离来看这一趟旅程），一个动作都不会浪费掉，早晚都会回家。这个一体意识是永恒存在，超过我们人可以想象的奇妙。顺着它走，不要再带来对立，是我们这一生要做的功课。

宇宙完全的信任。知道这个宇宙绝对不可能犯错，完全不可能犯错。任何人间所认为的错误，其实，从全部的生命来看，这些"错误"不见得是错误。它本身很可能带来更深层面的意义，只是我们还不理解。

　　"存在，我只是这样"也是对生命最大的尊敬。也就是承认，每一个瞬间，都是我清清楚楚选它的。也就是说，假如有任何瞬间可以选，我只会选这个瞬间。它也不可能是别的样子，因为我已经选择了。快乐，也是我选择的。最悲伤的痛苦，也是我选择的。人生的苦难，也是我选择的。我对瞬间再也没有矛盾，再不可能带来任何对立。

　　勇敢地走下去，勇敢地接受一切。自然会发现生命的任何安排都不是随机，都不是偶然。都是在整体上很早就规划好的，不可能走偏一点一滴。这样子，人间再怎么不顺，不顺的念头可以化掉。知道在更深的层面，宇宙其实带来种种的安排。我只是不知道，也不需要知道。

轻轻松松走下去就好了。

完全可以容纳"不知道"，可以轻松地活在"不知道"，而没有任何矛盾。一个人，也就这么从人间走出来了。

我前一阵子在科罗拉多州的波德市，遇到一位流浪汉，坐在一栋楼房的外面。虽然我看得出来他是游民，但他身上所散发的喜乐光明，让我很难不注意到。我忍不住问他："你的家在哪里？"他说："全世界就是我的家。"讲的人开心得流泪，听的人也很感动，红了眼眶。我把身上的钱给了他，和他拥抱一下。他没说话，我也没说话。这短暂的会面，却是彼此都能理解的。也只是这样子。

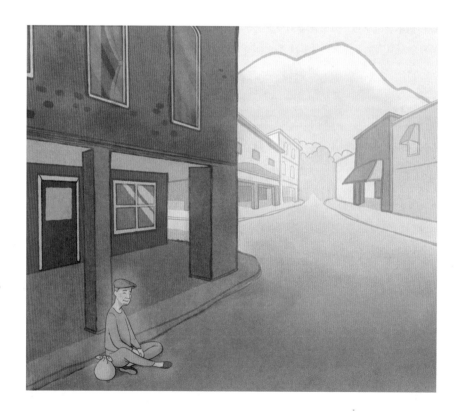

8．"Oh"——哦，是最好的静坐法门

全部的你，是全面的静坐，甚至是不在静坐的静坐。

懂了这些，自然就不会再问静坐的方法，或是静坐的技巧。我这几十年教静坐，有机会就跟大家分享。想把静坐带到一个领悟的范畴，跟一般所教的正好相反。也就是说，一般人都停留在方法，或着重于静坐的过程，甚或追求某一个境界。会对这些境界有所期待，又很想跟同道分享。

这些朋友所提出的问题，都还是停留在形相的层次。比如说，身体哪里不舒服，有哪些感受、有哪些动作，有哪些情绪上的转变。有些人会觉得特别的舒服，经验到身体的突破，或心理的感动。分享的问题和内容都在这上面打转。还有些人根本连静坐都没静坐过，却总问万一走火入魔怎么办。

我多年来，听到了这些朋友的疑问，也不知道该怎么答复他们。他们所关注的还是停留在外在的生命，反映的全是外在生命所带来的变化，还代表人类整体无意识的昏迷。好像一说到静坐，反而忽略掉静坐是为了什么，忘了我们究竟为什么来静坐。

我在这里，想为你带来一个简单的方法，也就是，在一天中，遇到任何事，这么回应"哦～"

碰到再好的事"哦～"

再不好的事"哦～"

再烦恼的事"哦～"

再大的灾难"哦～"

带着这个"哦～"，轻轻松松看穿外在世界种种的逼迫。充分理解样样的形相都离不开脑海里念相的运作。再怎么刺激，到最后还是个大妄想，靠不住。这么说，通过"哦～"可以完全容纳一切，把生命的空当自然找回来。我，就是空当、我就是瞬间、我就是生命。我也只是——"哦～还有事吗？"

这样面对再大的事，自然找回人生的空当。无论什么形式，看起来多急迫，也不会被带走。能随时连线到自己，就不会迷失自己。这样子——大事、小事、好事、坏事、喜乐、痛苦，用平常心去面对。过了那瞬间，也就淡化，也就消失了。

这样子说：

"哦？"

"哦～"

"还有吗？"

"还有事吗？"

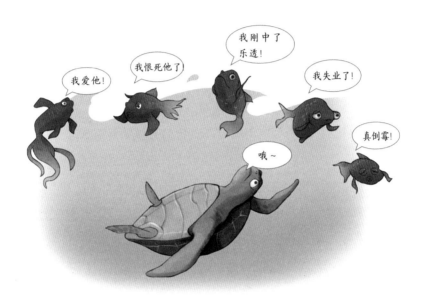

　　我们每一个人都活在人间的表面，也就是人间的前景，离不开念头和情绪。我们把念相当作真实，忽略掉更深的层面，也就是生命的背景。站在这个背景，没有波浪，都在宁静当中。看着一切，最多也只能表达"是吗？"或"哦～"。

9. 听，听，听

仔细听——没有声音的声音。

这可以说是最有效的大法门，让我们直接去体验对全部生命的理解。

听，听，听。也代表说——我们是用心来听这个世界，便给了这个瞬间的种种形相一个空间。通过这空间，我们把人生的空当随时找回来了。随时把这个空当带到人间。

醒觉的听，也就是把最深沉的宁静带到外在世界。让我们通过万物的现象，包括任何的念相，自然回到空当。我们也就让每一个念相、每一个形相自然生出，自然消失。

听，轻轻松松地听。听，而没有反应，或任何反弹。它本身就是人间为我们带来的最好的心转变的方法。

听，醒觉地听。就是把每一个声音带回到整体的我。清清楚楚知道，我听的东西和我从来没有分离过。它也只是这个人间、这个世界、一体意识所化生的一部分。

听，专注地听。不是把话的意义听出来，更不是进一步分析、归纳、结论。我所讲的"听"，是最原初的听。只是用最纯、无条件的意识，让我们把专注带到任何客体——任何发出声音的东西，甚至没有出声音的东西。有趣的是，这种听，倒不是靠耳朵或听觉器官来听。它是比这个听，更前面一步。这才是宁静所带来的听。这种听，跟这个瞬间分不开。这种听，也就是一切的容纳，一切的臣服。这种听，本身就是生命。本身就是醒觉。

这也是东方所称的观世音菩萨的大法门。

轻松地听。只有听，不产生任何念头、任何观念，自然就把这瞬间找回来了。当作一个练习，我们可以先接触大自然。轻松地听，每一个角落的声音。只要听就好了。听什么不重要。什么声音、甚至没有声音，都好。让大自然本身来当最好的老师。

只要记得这一点，除了人以外，全部大自然所带来的生命，包括鸟、松鼠、蟋蟀、青蛙，甚至植物和水、风、空气、大地等元素，本来就活在这个瞬间，呈现丰富的意识。只是这个意识和人类的分别意识不同。大自然本来就活在"这里！现在！"接触大自然，自然就让我们体会这个瞬间。也因为这样子，我们每个人才喜欢接触大自然。大自然也是我们的老师。

大自然可以当我们最好的老师，教我们用这种方法面对生命。其实，人间每一个角落都可以成为老师。也就是说，我们碰到一个熟人、亲人，也轻轻松松就让他存在。让任何"动"存在吧，不要产生观念所带来的反应，甚至反弹。这样子，轻轻松松可以站在人生的空当，来观察到每个动态、每个动作。

同样地，我们所遇见的每一个陌生人，也可以成为我们的老师。无论在哪一个场合所遇到的陌生人，服务生也好、司机也好、清洁工也好。在那个瞬间，我们可以全部把自己交出来，专注于互动。就算是几分钟，甚至几秒，可以让一切回到这个瞬间，也就够了。一个瞬

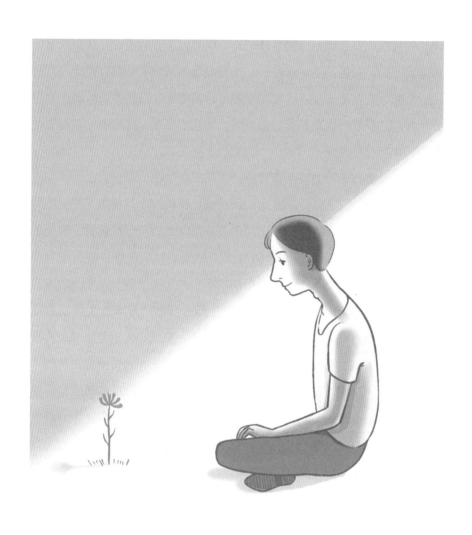

　　醒觉，也只是让无色无形的光，全面照透我们。通过我们，再照亮这个世界。也就是说，"我"的形相再也不跟任何瞬间对立。就轻轻松松，让生命活着我。我在身边所遇到的一切，不管是一朵花，一只动物，或其他的人，也同时享受到这无色无形的光明与温暖。我们就变成宇宙最大的恩典。

间，接着下一个瞬间，我们自然会体会到什么是平等心。也就是说，一切的人生经验，好坏、顺不顺、美不美，都跟我不相关了。回到瞬间，我一切的主张、判断，也就自然消失掉了。

接触大自然，每一个角落都是这个人间的一个出口。让我们进入人生的空当，接触到无思无想的"我"。让我们自然活出全部的生命。听，只要听，就有那么大的作用。注意，可能你听，接下来马上就对所听到的音声做一个心理的评论。去归纳或分析——"咦？这个声音是哪一只鸟的？是成鸟？幼鸟？公鸟？母鸟？胖鸟？瘦鸟？停着？还是飞着？"多么可爱呀。念头的水流就这么流呀流呀，停都停不下来。

反过来，可以听，而单纯地听。听，就是听。不用再加另外一个头，甚至另外一个点，这就是全面地听。在一个瞬间，通过一个听，可以把全部的生命找回来。就连"找"都是多余的。没有地方可以找。因为全部的你、全部的生命就是"我"。没有任何动作好谈的。任何动作——找、到、甚至存在——都跟全部的生命拉开了，又产生了一个主体和客体的区隔。全部的你，是包括一切。没有人在找寻，也没有东西要被寻到的。它就是那么神秘。

活在全部的听。不光是人间每一个角落都成为我们的老师，而我们本身也变成为人间带来的最大的恩典。

听，我们也只是完全不干涉一切无色无形所创造出来的声音。我也就让这个声音，通过我流向这个世界。对任何声音，没有干涉，不加以阻碍。没有阻碍，我们也就融化在这个声音中。也只能让这个声音为世界歌唱吧。这么说，我最多也只能让光、声音、种种形相、种种"动"完成它们本身或许想完成的最大的目的。这样子说，我只是知觉。连知觉"什么"或"谁"在知觉，都不用再谈下去。

一动物，很单纯，活在瞬间

　　我住的地方附近，有一家 Starbucks，是我每天早晨跑步的折返点。跑到那里，做做体操，就回来。

　　几年前，在那里遇到一位五十岁左右的女士，带着一只略显娇小的德国狼狗。这只狗第一次见到我，就跳到我身上。两只前脚踏上我的肩膀，后脚还不断地往上跳，要抱。像小孩一样，一直往上扑，又亲又舔，还不时发出呜呜嗯嗯的撒娇声音。这成了它和我的见面仪式，每次总要持续几分钟。

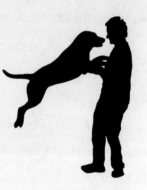

　　它的主人很不好意思，一直跟我解释——这只狗一直都很有教养，从没见过这个样子，不要说四只脚跳到人身上，连两只脚都不会。她还说："一定是你带着手套，它闻到什么味道，才这么兴奋。"我把手套脱了，狗还是黏着我不放，这位女士继续忙不迭的道歉。

　　狗也没事，我也没事。就像两个好朋友很久没会面，没有别的什么念头，在那个瞬间欣赏到彼此、看到彼此。它亲我，我也亲它。也就是这个样子。

　　接下来，每一天我去那里，好像就是为了跟狗会晤。狗总要跳个几分钟。女士持续几个星期不断道歉。到后来，女士忍不住就问我，可不可以也抱她一下？

　　当然可以，我给了她一个大大的拥抱。马上体会得到她人生有很多郁结，很多不愉快，很多烦恼。于是，我也通过这个机会，给她几句安慰的话。没有想到，接下来，每天早上，狗和主人都在等着我和她说几句话，她还找了几个朋友来一起听。最有趣的是，狗好像在帮我留意时间，我想走的时候，就会来舔我，好像来提醒我——该走了。

我会提这个小故事，是要表达生命本来是很单纯的，样样都很单纯。

只要我们投入这个瞬间。生命没有事，一切是平静的，连一个波浪都没有。是我们人通过思考，造出种种的波浪。

我们投入这个瞬间，不光一只狗，任何动物，比如说一只鸟、一只松鼠、一只猫、蝴蝶，甚至海豚，都会想跟我们接触。都从他们所活在的瞬间，和我们所活的瞬间接轨，也就是生命的接轨。通过每一个动作，动物的动作，我们的动作，也只能体会到爱大爱。

10. 笑，微笑，会心一笑

笑，这个简单的动作，它已经包括很多不同的领悟。笑，尤其微笑，它带来一个平安跟臣服的理解，对这个瞬间有一个更深沉的体悟。也同时带出一个接受、容纳的态度。

对每一件事情，都可以从内心深处带出微笑。也就是肯定每一个瞬间所带来的变化，而可以看淡或是看穿任何人、事或东西的外表。

通过微笑，我们可以轻轻松松肯定生命共同的本质。也就是每一个人、每一件事、每个东西、每个人间的状况都有的本质。知道有这个本质，甚至可以随时看到它，我们最多也只能用一个微笑来表达，用不上语言或任何其他的作为。这种微笑是有深度的，它是智慧自然流露出来的。它本身是一座桥梁，把内在世界跟外在的一切串了起来。让我们随时跟宇宙做一个亲密的沟通。提醒自己，提醒一切——我们就在家，也同时没离开过这个家。

一个人微笑，而另一个人也回以微笑。中间自然有一种沟通、一种交流，是语言或任何其他方法达不到的。它是表达最深的领悟。它本身就已经接纳了生命的空当。它通过空当，在向对方表达更深的善意、关怀，也就是爱。会心一笑，这样的靠近，远远比身体的接近更能够表达爱。会心一笑，能超越男女、种族、肤色、不同外表、不同身份等带来的隔阂。

我们也许曾经有幸见过这样的人，他通过微笑，表达人生最高的境界。这个微笑，本身就是生命最高的恩典。这个微笑，跟生活的状况好坏没有直接的关系，是不受任何条件限制的。也就是说，好事，我们也可以微笑，遇到不好的事，我们也只是这样微笑。两个状况，对微笑的人来说，都是平等的。

通过微笑，把好事、坏事、不好不坏的事都看成一样，都不去区隔。

我们一生如果见过这样的少数人的话，会很难忘。

反过来，我们也都见过这样的人——他被人间眼前的种种物质形相困住，对样样都过度认真。总是皱着眉头，什么都很当回事。窝囊自己，窝囊别人。把人生看成一连串问题，而随时通过自己一脸的抑郁，把问题扩散给自己和周边。这些人（也许正是我们自己），不管在家、在工作环境、在任何场合，我们每个人都见过。只要一想起这样的人，就让我们觉得不愉快，不想靠近，不想接触。

我常开玩笑，一个人，如果可以笑自己，而不要把自己的身份和责任看得那么重要，还有一点希望，还有一点生命的空当，还可能从人间的烦恼走出来。所以，其实我们也可以选择，对自己、对生命的一切，可以通过微笑，为外在世界和内心世界搭一座桥梁。用这么简单的方法，就把全部的自己找回来。

可以随时微笑，也就是通过这个行为提醒自己——生命不光只是眼前或人间带来的种种烦恼，还有更深的层面随时存在，随时在等着我们。通过一个简单的微笑，我们就把生命的内在带回到眼前，带回这个瞬间。它本身就是那么简单，也是那么重要。

接下来，我们就采用这种练习吧。

早上一起床，微笑。

刷牙、穿衣服、吃饭、系鞋带，对自己的每一个动作，微笑。

上班、下班、在路上，对每一个人，对样样事情，会心一笑。

一天所面对的人，对每一件事，都找到一个空当，对自己微笑。

吃饭，不要急匆匆吃下去，用微笑，做一个肯定和感恩的功课。

见到人，甚至对陌生人，微笑，用微笑表达你对他的理解和尊重。

对样样事物，好好坏坏，我最多只能微笑。知道它们还是外在世界所带来的。

面对任何感受，再不好过的，我们也只能微笑。通过会心的一笑，来表达我们全部的接受，以及对生命完全的信任。

对每件事、每个人、每样东西，我都微笑，并同时欣赏到生命在每一个角落所绽放的美。

睡觉，最后一个念头，我还是微笑。用微笑，跟生命、跟一整天做一个最高的顶礼。

11. 就让感受存在

看着感受，放过感受，也就轻轻松松从人间走出来了。感受，是生命解脱的大门户。

让感受存在，是最难的一堂功课。我相信你读到这些，可能会认为自己的这一生都是一个痛苦的经过。你个人的故事，本身就是一个大悲哀。面对种种的损失——学业的不顺，被同学、朋友排斥，事业的失败、家庭的纠纷、亲人的离去、分手的痛苦、关系的决裂、人生的失败……这都带来悲观的人生态度。想到这些损失，心里都会窝紧，感觉人生不完整，缺少了很大的一块。

你接下来可能想问——我就是对人生有悲观的感触，要怎么把全部的生命找回来？我面对这些创伤都来不及了，随时占据我全部的注意力，让我走不出来。

面对这样的朋友，我通常会这么回答——那就让感受存在吧！

感受吧！

就让每一个感受，甚至一丁点都没办法承受的感受，就让它存在吧！把你一切臣服、送给这个瞬间所带来的感受。也许你在哭，在掉眼泪，就把自己交给泪水吧。你在为这个失落哀悼，就把自己交给哀悼吧。没有必要作任何抵抗，更没有必要作任何分析、任何责备。

痛、失落、哀悼……一切，我都可以接受，我都可以容纳。它们也只是我的一部分。我跟痛，我跟失落，我跟哀悼，其实也没有分离过。看着它，体会它，接受它，就这样子。试试看。接下来，有什么转变，也不要去追求。这些感受也可能继续存在，就让它继续存在吧。

就让感受、任何瞬间所带来的一切存在，就是最好的方法。它是没有方法的方法。因为它本身就已经让我们进入全部的生命。只是实现我们的理解，实现我们的领悟。这个领悟，不是通过任何练习所能带来的。

任何灾难、任何损失，都含着一个恩典的新芽。通过重大而不可接受的损失，比如说个人的灾祸，都可以把真正的我，也就是无我找回来。通常，大的损失，会把我们的注意力极端地带到一个点上。通过这种注意力的集中，自然让我们找到人生的奇点，也就让我们超越。超越也只是活在瞬间——"这里！现在！"

从人类历史看来，许多修行的大成就者，都是通过想不到的变故，甚或灾难而找到了生命的空当。通过这个空当跳出来。可以说，任何灾难，不管多大，还是形相组合的，还只是在这个外在的世界停留。也还是通过种种条件，也就是通过因果组合的。一个人被逼进了人生的死角，没有地方可以躲。也可能突然从有条件的意识，跳到无条件、最源头的意识，领悟到一切。

同时会体会到，面对人生的危机，那种无处可逃的感受，也还是自己所带来的对立。一切的对立都消失掉，意识的门户自然就打开了。就让无限大的意识、无限大的生命汹涌奔腾进来。

修行，也只是跟瞬间不作任何对抗。

任何生命的损失，也只是一个意识转变的机会。它本身就是恩典。

一般人，把生命都当成一连串的问题。也有些人把生命当作烦恼的两难——怎么做都不好。怎么做，也离不开抑郁和悲伤。让情绪存在，也就是让生命存在，也就是让大大小小的问题存在。试试看，随时回到瞬间，这些大大小小的问题也自然会转变。不是完全消失，要不就不成比例了。

这里！现在！——你就让样样存在吧。

12. 一个醒觉的呼吸，一个醒觉的一步，也就够了

没有结果好追求的，自然就醒觉了。

完全投入这个瞬间，把注意力全部集中在这个瞬间，也就是"这里！现在！"，一个人自然就会完全投入呼吸、完全投入走路、完全投入一切。这也是静坐，是动态的静坐，也是最好的方法。这样，我们把每一个动作当作人生最后一个动作。呼吸，也是最后一个呼吸。走路，也是最后一步。走完，就没有了。没有下一步，只有这个瞬间。这个瞬间带来的一口呼吸，一个步伐，也就是这样子。

我们就让这个呼吸存在。呼吸，来呼吸我吧。

没有下一口呼吸好呼吸的。这个瞬间的呼吸，就是活的。它本身就有生命。它本身就是一个大的门户。让我通过人生最后一口气，回到无思无想。

走路、散步，甚至工作，也可以当作一个最好的工具，意识转变的工具。把这一步当作我人生最后一步。假如接下来没有第二步，还有什么好计较。更不用讲还有什么好思考，还有什么问题。

同样用这种方法，面对每一个瞬间。自然就发现，眼前的这个瞬间，就已经表达生命的一切。它本身就是人生唯一的目的。也就是说，

"做"任何作为，就是通过这个瞬间完成它最大的目的。

只要体会到这一点，最不可思议的是连念头也就自然减少了。就算不减少，在任何瞬间的起伏，也就在那个瞬间消失。我们也把它当作生命最后一个念头来看，不带任何阻力，只是容纳它。连念头都不去阻抗，它自然会消失掉，让我们轻松地回到这个瞬间。

反过来，我们会发现，"我"、念头、甚至任何形相，容纳不了瞬间，自然会消失。它承受不了，不能在瞬间的光明和力量下继续存活。

只有通过瞬间，一个人才可以把生命更深的层面带回来。通过生命更深的层面，才可以把无限永恒的我找回来。所以，瞬间就是智慧，就是最高的聪明，远远超过"我"所带来的人间的聪明。

把自己交给瞬间，也就是相信宇宙、相信生命远远比我们更聪明。这个聪明是活的，跟整个宇宙是结合的。任何人生所发生的事，都要通过这个瞬间来呈现。我全面接受一切的呈现，它本身就成了"瞬间的静坐"。

通过这个瞬间，我们会发现，一点一滴都加不上去，也减不下来。每一个瞬间很早已经是完美了。它就是，也只是，不可能不是。就那么简单。也是人生最深的领悟。其实，连"领悟""深"或"不深"这种用词都不正确，都是在头上另加了一个头。反过来，应该说我就是全面领悟。全面领悟，就是我，是生命来领悟自己。也可以说生命通过我，领悟一切。

懂了这些，就醒觉过来吧。

13. 每一个瞬间，都是神圣的

把这个瞬间，当作最后一个瞬间。

活出来这句话，本身就是最好的练习方法。不用再多加说明。

因为我清清楚楚知道一切，也就是。也不可能不是。宇宙绝对不可能犯错。我也只能通过这个瞬间，任何瞬间，表达我最高的敬意。也就好像面对每一个瞬间，我在心里默默地合掌，致上我最谦卑的顶礼。即使让那个瞬间来活我，我也没有任何看法，没有任何阻力、没有任何抵抗、没有任何对立。什么来，我都可以完全接受。

也就把这个瞬间当作我的最后一个吧！

也就让我在这个瞬间"死"掉吧！

让我全部投入，投入到底。没有任何追求，没有任何期待。让我的一切，在那个瞬间消失。不是我进入那个瞬间，而是反过来，那个瞬间已经来活过我了。

我也轻轻松松，让那个瞬间带着我，活过这个人生。

这么说——

每一个呼吸，都是神圣的呼吸，也是我最后一口呼吸。

每一个念头，都是神圣的念头，也是我最后一个念头。

每一步，都是神圣的一步，也是我最后一步。

每一口饭，都是神圣的一口，也是我最后一口。

每一个动作，都是神圣的动作，也是我最后一个动作。

我看着每一个瞬间生，也看着每一个瞬间死。我完全投入。知道是我最后的一生。

这样子下去，全部的生命就活起来了。我每一个细胞都活起来。我每一个行动都是神圣的。我跟生命再也不分开了。我全部活在当下。

也只有当下。

当下就是我。

我就是当下。

14. 感恩的练习

感恩，也只是知道——生命和我从来没有分手过。

虽然多年来，我在很多场合，包括在《真原医》这本书中，都提过感恩的练习。但是在这里，我要再强调一次的原因，是因为它是人生最重要的一堂课。它本身把静坐的方法、过程和结果，完全合二为一了。我们这本书所讲的全部的生命，通过这两个字——"谢谢！"一切都表达出来了。

我也相信，通过这本书所带来的完整基础，你今天面对"感恩"或"谢谢"两个字，所能体会的深度，也会是截然不同的。

感恩，也只是一个轻轻松松的提醒，让我们随时体会到生命的根源。这个生命的根源，也就是无色无形的一体意识，从来没有跟我们分手过。它本身就是我，而我本身就是它。宇宙的万事万物，跟我也从来没有分手过。

感恩，也只是代表我们对生命一个全部的相信、全部的接受、全部的肯定。

"谢谢"这两个字，是对自己的赞美。感谢自己，也只是感谢主、感谢宇宙、感谢生命。也只是提醒——我们和一切所见到的自己、别人、事情、东西是不可能分开的。

"谢谢"的功课——不管遇到多大的困难，或谁让我们不愉快，从早到晚，也只是带领我们作一个全部的接受、容纳、包容、臣服。它是最直接的方法，让我们回到宁静。通过宁静，找回这个瞬间。

假如我们在任何场合或状况下，都可以说"谢谢！"也就是说，我们已经看穿一切，把自己的生命臣服出来，交给宇宙。"谢谢！"这两个字，就是有这么大的力量，有这么深的意义。

我来教这个功课，已经几十年了。我很高兴的是，只有在这里，我才能够澄清这两个字所带来的意义。过去，没有《全部的你》所带来的基础，只好通过最简单的方法来表达，省去自己和别人"不必要"的说明。

你可能还记得，我过去谈过四个心灵圣约，也就是"感恩、忏悔、希望、回馈"。这是因为，在人间，每一堂功课，不管是感恩、忏悔、希望，还是回馈，都有它转动的力量，都是不能小看的。但是，我必须要讲，感恩（谢谢）还是最根本的。它本身就可以带动一切，而带给我们生命最重要的基础。

再重复一次，面对每一个生命所带来的变化，从早到晚，从醒来第一个念头，到入睡前最后一个念头，通过两个字"谢谢"，它就让我们得到人生最高的境界，最完美的结果，最有效的祷告。

谢谢。

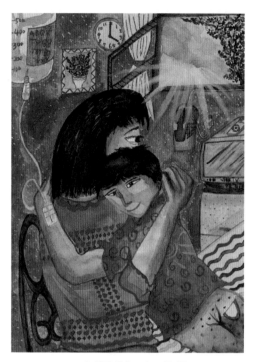

2007 年特殊组第 1 名　林暐智

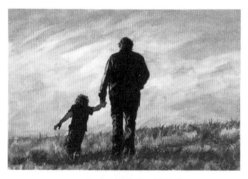

2012 年成人组佳作　谢先生

　　感恩，也只是带来人生最大的恩典。前面在"到处都是恩典"曾提过，我们多年举办感恩创作活动。通过这个活动，每年邀请三千多所中小学，以"感恩"为主题来表达孩子的内心，已经有四万多人参与。除了学校以外，我们多年来也在监狱推广，让他们有机会表达内心的反思，以及他的人生经历对他的启发。我在这里选四幅图，让各方

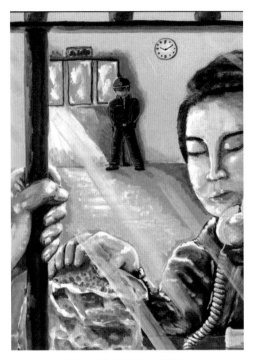

2011 年成人组佳作　沈先生

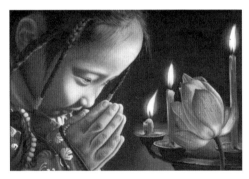

2012 年成人组佳作　梁先生

朋友的作品来传达他们的感恩故事。第一张的作者是一位有先天疾病的小朋友，他在画中拥抱长年照顾自己的妈妈，表达感谢。后面三张是来自受刑人员的作品，分别表达这段沧桑经历为家人造成的伤痛和懊悔，对亲人相处时光的怀念和祈望，以及回馈人间的心愿。

同样地，针对"感恩"这个主题，我也希望把之前在《联合报》专栏发表的文章在这里分享出来，以表达这个题目的重要性。希望再一次用不同的语言、不同的角度，陪你进入另一个层面体会"感恩"。

此外，我在这篇文章还提到了"赞美"的重要性。由于这个主题在《全部的你》并未特别着墨，所以也希望通过这篇专栏文章做一个补充。其实，一个人活在全部的生命，也只能赞美一切，才可以把生命的奥妙找回来。

最后，我希望——假如你可以接受这本书、这篇文章所表达的观念，同样的，也会跟身边的人分享。

赞美、感恩与爱

2014.06.15 刊登于《联合报》专栏

常有人希望我能把这辈子学到的人生功课，浓缩成三个观念。

真要这么做，我会说那是——赞美、感恩与爱。

为什么是这三个？

让我们一个一个来，相较于过去的解说，这次可能会让你耳目一新。

我们先谈赞美。

赞美源自于这样的体悟：明白在广阔的宇宙里，没有任何一物生来就是完美无缺的。赞美带着一种笃定，深知尽管生活不免涟漪和风暴，仍蕴藏着圆满的无限可能。赞美也蕴含了一种真知，体会到生命中无论大小事，包括一言、一行、任何一幕，都不会是徒劳的经历。赞美是最终的信仰，让我们明白此生经历的一切，是在我们出生前就已注定的完美安排。

你会明白，这些道理谈的不是这具血肉之躯和物质层次，而是谈意识层面，一种永恒不灭的意识。这一意识在我们进入这具躯体前早已存在，即使我们离开肉身，也恒常如新、未曾动摇。我们的意识向外投射，映现在所见的万事万物。就存在的这个层面来说，我们就是意识，层层迭迭投射交相映于浩瀚宇宙中，无所不在的同时，其实也不存在。也可以这么说，这一生，我们不过是化为肉身的意识，为了学习生命的功课而来，因为唯有当无限（意识）与有限（肉体生命）交会，我们才能经历人类的成长过程。学会了这堂课，下一个人生功课已经在前方等着我们了。

在你我具体化现为肉身前，早已为来到生命里的人设定了他们的角色。我们身边的每个人，包括配偶、父亲、朋友、同事，没错，甚至仇敌，都是为了教导我们某个人生功课，帮助我们学习成长，而事先安排的角色。从这个角度来理解，我们会顿悟出万事万物所涵藏的究竟圆满，就连最绝望、最低潮的人生片刻，都能从中瞥见生命脉络的无懈可击，开始欣赏构成你我人生蓝图的完美规划，因它就连最微不足道的点点滴滴都包含其中。

无论遭遇再艰困的人生功课，只要记住这点，理解背后设计的奥妙，以及我们将学会的人生功课，自然会赞叹那更高的大我。我们会在花的绽放中看见圆满，在风雨天若隐若现的云朵里瞥见圆满，甚至在令我们心碎的人身上见证圆满。赞美，是一种不带任何条件和预设假定的心态，能在生活的大小事中看见圆满。赞美是你我向上扬升、通往圆满之念的整体展现，让我们顺服当下的生命之流，既不费劲，也不制造任何阻抗。

感恩，源于我们在人生中得到的无条件信任，深知这些人生功课全是为了我们的学习而安排，而对来到眼前的人事物怀抱感念之心。感恩，是真心欣赏生命的一切已知与未知。感恩，是相信眼前的一切无论圆满与否，全是为了我们的利益，而且只为我们的利益而来。感恩也是丰盛之心最究竟的奥秘，因为，只有感恩的心能化现出它祈愿落实的一切。

爱，源自于真心的赞美与感恩，当所有的念头都沉静下来，爱自然从心底涌现。爱，是一种想要涵容一切、容纳百川的真实渴望。爱，是以孩童纯真的眼光亲近世界，仿佛一切都是初次相见。因为明白一切不过是我们自身安排的自然展现，爱让我们看见，连朝向自己射来的飞镖，都不过是孩子无邪的游戏。爱，是我们想要涵摄眼前一切（包括苦痛）的由衷心愿。爱，能消融一切念头与心结。爱，不识得任何名字和标签。感受永存于心的爱，不需任何条件。在爱的跟前无须解释、没有道理。因为，爱和光明一样，是生命最根本的盘石。

心中常怀赞美、感恩与爱，我们不再是渺小卑微的凡夫俗子。尽管生活忙碌如昔，我们仍能在尘世间体现内心的神圣。

在赞美、感恩与爱中，我无条件地守候着你。

15. 我是谁

……我到底是谁？

采用这个问题，作为一个修行方法，用的也就是禅宗和后世许多大圣人，包括印度成道者——拉玛那·马哈希的教学方法。"我是谁？"本身含的全面的领悟，是我想通过这本书带出来的。"我是谁？"也是集中了人类最高的学问，把几个大的宗教和哲学系统自然整合了。由此，在华人的传承里衍生出来的"话头"，还进一步分成不同的派别，生出各式各样更多的话头。但是，"我是谁？"等于是话头中的话头，也就是最重要的话头。

"我是谁？"一追究下去，其实没有答案。我这么一讲，可能正兴冲冲想修这个方法的朋友马上就扫兴了。但是，我这么讲，同时也为你省下不少时间。我为什么要那么直接把答案说出来？因为考虑到任何语言都受到某时某地的局限。当时，这几句话确实有相当强烈的启发作用。然而，时间久了，这几句话就变成口号，化为一个系统。练习的人，通过逻辑就可以去解开，却得不到心理的转化。

也正因为如此，禅宗开始有各种宗派，用更新鲜的表达方式，带给头脑一个全新的刺激。

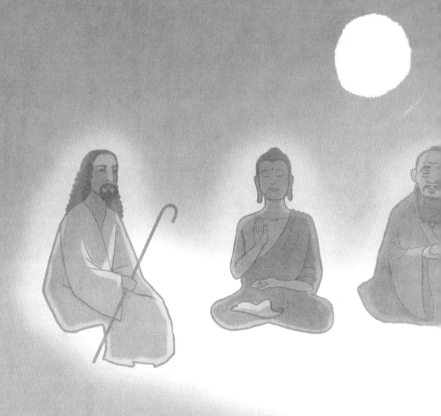

　　醒觉过来，一个人只能充满着感恩、充满着光明、充满着爱、充满着智慧，对着天地表达——"一切如此，也只能如此，不可能不如此"。就这样，轻轻松松，也就跟人类全部的大圣人接轨。接下来，也就没有话好说的了。

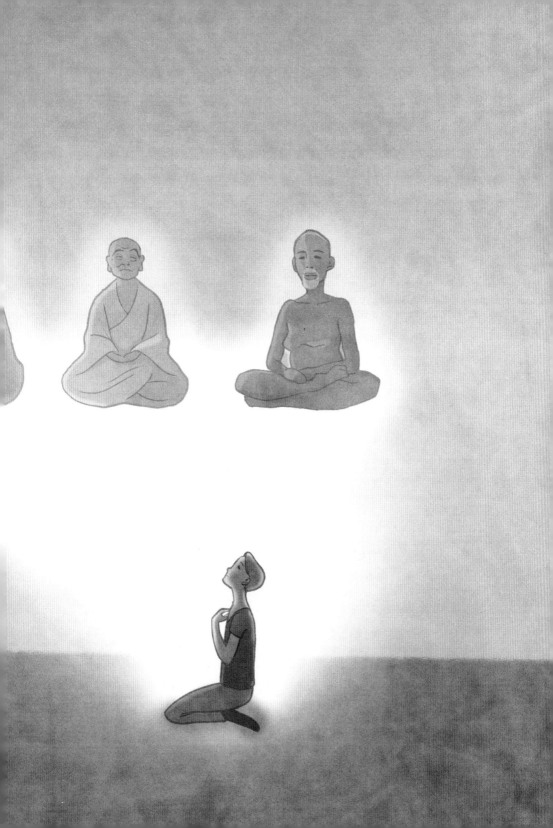

所以，我在这本书很少提到"开悟""修行"或是"当下"甚至"空"这些词汇。因为这些名词，跟其他许多名称都已经变成口号，落入了一个完整的系统。只要通过逻辑脑都可以解开，反而失去了让我们从这人间跳出来的力道。也因为如此，我多年来在东方很少见到有领悟的朋友。虽然，东方可以说是世界重要哲学和灵修的发源地，但是上千年来都被语言捆绑住了。虽然这么讲，我前面也表达过，地球的频率正在大幅度的提升。从来没有一个时代，能让人类这么大规模地醒觉过来。我，希望你也是其中一位。

从"我是谁？"自然会回答到——我，就是我。再进一步，可能会到"我，就是"，"我，是"。最后可能只剩"我"。它没有一个合理的答案。因为这个问题本身就不合理。

这个问题也只是个路标，是来传达——"我"想得出来的任何回答，都还在一个客体局限的意识打转。然而，这个客体局限的意识，会分派出一个主体，以及一个客体。也就是——"我"，以及我在"做什么"、我"是什么"、我"是谁"。所以，不管怎么分析，不管怎么努力去追求，都还离不开一个分别、局限的客体意识的范畴。

再强调一次，这么分析、这么追求，还是在一个"动"的状态。就连我们一般人常谈的"成为"都还离不开"动"，最多只是微细一点的"动"。比如说成为圣人、成为开悟的人、成为有道之人、成为大成就者，还是离不开局限的境界。

"我是谁？"这个问题，是要表达无色无形的层面，也就是"我"……接下来就没有了。

我只能轻轻松松存在。只有通过存在，我才可以通过最原初的知觉看着一切。只要有下一句话，马上造出一个客体，把无色无形的无限，限缩出一个个小小的"有"。这两个层面的逻辑——局限（相对）vs. 无限（绝对），表面上有个对立。其实，两者可以同时存在，这才是人生最大的机密。这里，把这个钥匙交给你了。

有趣的是，所有的经典也只是表达这个重点。不用说佛经了，在整个大藏经，佛陀都一再地带回来这个重点。六祖的《坛经》以及后人的论，也还是强调这一点。更有趣的是，犹太人的古圣经《律法书》也提到过，当时摩西到山顶上问上帝的名字，上帝的回答是：I Am that I Am. ① 原本讲 I Am.（我是），就够了。但是在后头加上 that I Am. 是担心这么讲不够清楚，还在等下一句是什么。所以，I Am. 再重复了一次——我是，我就是。

我是什么？我是，我就是。

耶稣在《圣经》又提了一次"还没有亚伯拉罕就有了我"（Before Abraham was, I am.）② 也就是说，无始以来，这个一体的意识，也就是上帝，就已经在了。而且，永远会在。所以，它站在上帝（主）的角色回答：我是，我就是，我轻轻松松存在。而且，永远存在。我其实跟这人间所造出来的规则和限制不相关。但是，人生一切的限制和状况，也只是从"无有"所诞生出来的，一点矛盾都没有。

最后，我把这段作为结语，来表达我对佛经、圣经、道家的典籍，以及释迦牟尼佛、耶稣、老子、六祖、拉玛那·马哈希等所有古人留下的智慧结晶的最高敬意。有一天，我会把个人的小小经历跟大家分享，虽然不晓得值不值得分享。因为人生就是一趟旅程，而我不过有我个人的旅程。

---

① 《律法书》英文为 *Torah*，中译作《律法书》或《妥拉》古圣经。摩西这段经历记载于《律法书》"出埃及记" 3:14。
② 《约翰福音》8:58。本句中译出自现代标点和合本，英译出自钦定本《圣经》。我也常引用 Before Abraham was born, I am. 或是 Before Abraham ever was, I am. 这两种英译。

简单说，我从小受到天主教《圣经》、犹太人《古圣经》的熏陶。还不到四五岁，就接触到耶稣，启发了我对生命根源的探索。后来二十几岁时，因缘凑巧，在书封上看到了拉玛那·马哈希的照片，泪流不止。当时，他的英译作品不会超过两本，就让我遇上了。从拉玛那·马哈希，我接触了六祖的《坛经》，让我脑海"粉碎"，在意识上没有第二条路可退。从六祖，我才进一步接触释迦牟尼佛的教诲，这是我这一生最大的福报。从佛教又自然延伸到道家、儒家跟苏格拉底等西方大学者的思想。又常常梦到未来佛，也就是大家所称的弥勒佛，以及未来的基督所想教的一切，也就是超越任何宗教的真理。

到最后，我发现全部没有一点矛盾，《全部的你》所想表达的，也都离不开这些真理。

通过《全部的你》，我也只想表达这些。

我什么都不知道。也没有任何我所知道的东西，是真相。因为，我什么都不知道，我、你或任何人跟过去全部的圣人连起来了。因为，我什么都不知道。我这里只能感谢过去所有的老师，让我这一生把全部的生命找回来。假如可以把这一全部的生命传达出来，带来给这个世界，这是我这一生最渴望的。

附

录

放下强烈的我，完全投入当下，地球与人类才可能永续

康健杂志专刊 62 期 2015.12.03　作者：杨定一

讲到 2025，当然离不开对未来的期待。对个人、对环境、对社会、对国家、对世界种种的期待。然而，更重要的其实是这个题目所涵括的一个更基本的问题——我来到这一生，为的是什么？

我们大家来到这一生，是为了什么？

有史以来，也许没有另外一个时刻比现在变化的速度更快。可以这么说，人类整体的生存，面临了一个如此关键的考验：虽然科技发展快速，带来了很多物质上的便利，但我们却是愈来愈不快乐，抑郁的人愈来愈多。失衡、没有安全感成了人类普遍的文明病。

这个地球，可以说破坏得差不多了。你我享用了物质带来的种种方便，自然会想要更多，同时又会发现——即使有了更多，也并没有带来平安和宁静，反而让我们追加了不安、恐惧和烦恼。

所以，我个人对未来这十年的看法：一方面，这是历史上最大的危机，却也是带来意识转变最大的机会。反过来讲，我们人类不转变的话，地球和我们的社会不可能永续存在。这个时点，就是这么关键。

我们仔细观察自己，人的种种烦恼和危机，都是念头所造出来的。虽然我们思考的能力更进步，也带来了过去意想不到的物质层面的方便，但是，从另外一个角度来说，我们也同时被这些念头带走了、甚或绑住了。

通过念头，我们不知不觉产生了一个"我"，很强烈的"我"——跟外围，甚至跟大自然、跟宇宙都分离、分开了。因为这个"我"的观念太坚实不虚，我们一生的价值观念跟种种体验、选择与期待，都被我们所有的这个"我"给定型了。从年少起，经过学习、教育的筛选，就业方向的选择，事业成功与否，快乐不快乐，有成就还是一事无成，种种评价都是从"我"化现出来的。

最不幸的是，这个"我"还是一

个萎缩的我（contracted self），没有均衡健全过，所以我们一生只懂得循着某个方向不断的努力作为，期待一些外在生命的转变，填满这个不完整的我；甚至一生充满遗憾，不是把自己当作受害者，就是成为加害者，后悔这、后悔那的，不断期待未来有什么神奇的转变，看能不能得到一个"圆满的我""全部的我"。

我要老实讲，这些期待，这些想象中的圆满，是永远找不到的。一个"比较圆满的我"，也是永远得不来的。

因为，"我"就是生命，生命就是"我"，我们和圆满从来没有分手过。要让"我"充分地体会生命的圆满，也只是——完全投入这个当下。

这里！现在！就是那么简单。不用等十年，甚至不用等到下一个时点。

全面地投入生命，跟时间无关，不需要用力，也无须规划，只要你轻轻松松地接受眼前的一切，这个时点所带来的种种的一切。

眼前呈现的种种境地或状况，包括最悲惨的状况、最痛心的经验，甚至不可思议的悲哀，我都可以全面接受，还能反问自己："（都这样了）又怎样？（So what?）"

用这种全面臣服（total surrender）的态度，活进去每一个"当下"，念头自然会消融，过去种种痛心的负面回忆，或是对未来的恐惧、期望自然而然就消失了。你会发现"哦！原来我从来没有跟宇宙、跟一切分开过，我也只是宇宙的一小部分。好遗憾啊！为什么我这一生，要到处去找另一个家？"

懂了这些，就懂了自己。懂了自己，就打破了时间的观念。打破时间的观念，就一切宁静。一切宁静，思考变成了也只是一种工具，人生也就脱胎换骨。

让我们深深体会生命的宝贵，再也不会计较种种幻觉、思考、物质所带来的无常的烦恼，我们也就突然体会到 eternity "永恒的我"。

这个"永恒的我"包括一切、包括宇宙，甚至包括无形的宇宙所带来的一切转变。生命的 seriousness（当真、执着）也就自然消失掉了，我们自然就活在光、喜乐和爱中。

所以，我也只能很诚恳地说，我们这一生来最大的目的，也只是觉醒，从这个幻觉的梦中醒过来，把真正的"我"找回来。

懂了这些，对自己、对别人自然而然地也没有什么期待不期待了，就活下去吧。

问与答

[**编按**：这里所选录的杨定一博士与媒体朋友的问与答，集中在全部生命的理念如何落实于人生，非但深刻务实而具有代表性，也带来与本书内文不同的阅读角度。

感谢张燕如女士、胡忠信先生、兰萱女士、张慧心女士、季洁女士、康健杂志同仁的投入与分享，让这些思辩能化为文字记录，继续与读者相互激荡。]

问：杨博士，你通过《全部的你》想带给大家什么信息？ ①

答：全部的你，是全部的生命，是有限的生命再加上无限大的生命。

通过《全部的你》我希望能探讨生命的全部。

我们在人间过这一生，从就学到就业，一直受到很大的制约，包括人与人的互动、自己的设定、家庭的背景都带来制约。怎么从这些制约走出来，找回甚至活出原本意识不到、体会不到的丰富生命潜能，在这一生，随时活出"心"——一种完美、完整的状态，是我通过这本书想跟大家分享的。

我们看不见整体，然而还是可以隐约体会到，心里知道有。只是因为脑会质疑它所意识不到的范围，所以我们会认为没有，会觉得应该做好、多努力，许多的"动"，才能把完美的生命找回来。

这本书是希望提醒大家，要找回完美，不需要这么复杂，它其实比我们任何人的想象都简单，只是一个"在"的观念。

正是因为是"在"，所以不是通过不停的"动"而可以取得，包括成为、取得、得到，无不还是在"动"中打转。

---

① 张燕如女士 .2016-09-28. 正声广播《早安大家长》.

"在"只是清清醒醒的看着这个世界，觉察这个世界，心里晓得在所有的"动"中仍然有一个"不动"。是通过这个"不动"的意识，也就是一体意识，我们才可以体会到什么是"动"。

然而，我们一般的注意力都被"动"给吸引了。举例来说，在踢球、做事时，我们都忘记了自己，而把踢球、做事的"动"化成了自己，看不到"动"以外的一切。我觉得这一点相当可惜，却也正是我们千万年来所受的制约。

很有意思的是，即使在人类共同的制约之下，古往今来的圣人包括耶稣、佛陀、老子、苏格拉底都在谈同一个观念。这一观念不是出自于头脑的推理，而是"心"的领悟与体会，这其实是我们每一个人都可以做到的。我最多是用现代的语言重新表达，通过科学和心理的层面，让现代人能够听得懂，而且能发现真实的全部生命是最简单的事，我们每一个人都有，也都做得到，都可以从制约走出来。

问：书里提到由脑落到心，脑听起来是科学的，心则是另一种境界，你是希望带我们找回一种感觉，是吗？①

答：《全部的你》所要表达的已经超过"感觉"的范围，精确一点来说，是超越脑的思考与身心情绪感受的限制。是把念头和情绪当作工具，而不是任由自己被念头和情绪带走。

假如一个人看清这一点，发现原来一点点小事情就引起自己情绪的反弹，而这些反弹在生活中面对问题、处理事情时不断地浮出来，这时，不需要让自己没有情绪，反而是趁这个时候看清、觉察、接受自己的反弹。这就是超越制约的门户。

---

① 张燕如女士 . 2016-09-28. 正声广播《早安大家长》.

知道自己有反弹、不高兴，就接受。不需要为此评判自己是好是坏，不需要在这里又加一层分别，只是接受此时此刻的情绪。

接受了，自然发现这个情绪周围"空"了，就好像一片宁静浮出来，静静地包围着我，陪我一起面对这个世界。

突然，一切都好简单。

只是带着一个"接受"，我们自然从脑的境界，落入"心"无思无想的状态。

问：《全部的你》提到"我"是靠不住、无常的，也有哲学家提过这样的一个观点——我是"不是我"的我。那么，我是谁？①

答：这个观点，确实点出了一个重点。古往今来的大圣人，究竟领悟到什么？其实也只是领悟到生命永恒的部分，不生不死的层面。

我们自己认为的"我"，其实是由你我有别的客体意识组合出来的产物。而我们最多是从现在的意识状态"滑到"生命永恒的层面，因为那是再轻松不过的意识状态，倒不是去费心理解、去追求或得到。

这个更深的层面，借用你刚刚这句话来讲，最多也只有主词的"我"，接下来的受词，包括对"我"的种种补充根本不存在。因为只要一说"我"是谁，"我"是什么，马上就把"我"落入一个客体意识限制的范围。甚至光是说"我是某某人，扮演某个角色"，这个"我"马上落入一个人间的故事，本身就是一个人间的梦。

还是梦的一部分。离不开梦。

就像《圣经》里说的"I Am."我是或我在。摩西当时在山上，问上帝是谁。其实上帝只要说"I Am."，就好了，为什么要讲"I Am that I Am."？

---

① 胡忠信先生.2016-06-11.中广新闻网《新闻大解读》.

如果不用"that I Am"来完成这个句子，我们的头脑自然会想去补充那个看起来没有完成的"I Am."，就落入了前面所说的局限。

"I Am that I Am."——我是我就是。没有别的，也不需要别的什么来完成了。

我是谁？我是我就是，也就是和宇宙之间不再有分别和隔离。"我"一个念头出来，也就没有了，这个念头本身也就消失了。

禅宗最大的话头，用参的方法去了解，参到后来很自然就到"我是谁"这个大话头。印度百年来最伟大的禅师拉玛那·马哈希也提出"我是谁"让学生来参。这个问题没有一个理性的答案。你参到最后，原来我只是意识，只是生命的背景，只是空，只是宁静，只是一体。

是站在"空"看到一切，看一切的"有"。"空"比"有"远远更大，而且两者之间不是对立的关系，是"空"包含着"有"。

古今探讨生命的人，所领悟到的也就是这个。

这对我来说是很不可思议的，无论哪一个文化背景的圣人，探究到最后，发现的都是同样的观念。

这一来，好消息就是——太简单了。简单到人人可以懂，甚至什么不用做。只要想"做"，想"成为"，它就是做不到、得不来的，只是轻轻松松的存在。

这就是我通过《全部的你》想和大家分享的——它比任何人间的功课都简单。希望能带给大家一点信心和鼓励。

问：虽然说"我"不过是个念头，然而我们就连看朋友聚会的照片，第一眼一定是在找"我"。那么，怎么走出身份跟"我"？①

---

① 胡忠信先生 . 2016–06–11. 中广新闻网《新闻大解读》.

答："我"本身是个大妄想，是昏迷、无明的状态才会有个"我"。"我"完全跟形相绑在一起，把自己化为这个有形之物，才会跑出来一个"我"。

"我"本身其实已经错过了真实，怎么走出"我"？最简单的方法就是回到瞬间。

回到"这里！现在！"

《全部的你》的重点就是一个——"这里！现在！"

人活着，为什么有这么多痛苦和烦恼？要改变生命，是此时此刻才可以改，没有第二个瞬间有这个能耐。其他的瞬间只存在于想象之中，是念头所带来的。

唯一跟生命真正产生交会的点是"这里！现在！"。

一个人假如清楚了，看着每一个瞬间，不要再加一个念头，不要再投射出一个故事来加油添醋，他自然活在当下。甚至会发现这个当下好单纯，是我们自己把它搞得很复杂。

一个人只要能够接受这个瞬间，容纳瞬间带来的一切变化，可以臣服——也就自然走出"我"，走出念相虚构出来的世界。

问：怎么才能找回瞬间这个点？①

答：容纳、接受、包容一切瞬间带来的变化。比如在这个瞬间，我听到不满意、不顺，甚至处理很烦恼的事，在那瞬间也只是那样子，瞬间过了就过了。但在这个瞬间中，我是否能容纳一切？再激烈的经验也没有什么了不起，它本来就是很简单的。再怎么严重也不过如此，再怎

---

① 林贞岑，陈秋华 . 内在宁静，外在一定会平安 [J]，康健杂志，2016（212）.（采访：李瑟、黄惠如、张晓卉、林贞岑、罗仪修、陈秋华）

么不顺，也就那个瞬间不顺，不需要那么认真。

我们只是生命、宇宙的一部分，假如相信自己是宇宙的一部分，是否可以相信真理、宇宙，相信瞬间带来的任何变化？答案是 Yes！

如果相信，为什么还要抵抗、对立这个瞬间？如果我们样样都能接受，自然会发现在无常中有一个宁静。

这个静很有意思，会让我们自然投入生命，发现原来通过静，我可以看到一切，可以欣赏到人间带来的种种变化。通过宁静可以看清楚，不需要反弹，一切就这样了，瞬间过去就过去了。而最不可思议的是，通过瞬间与瞬间当中，会发现不顺的也就顺了；你认为不满意、不完整的也就圆满了。不用做任何事、任何动作，只是让生命、瞬间存在，让一切变化无常存在。

通过人生很多体验，我们会知道人生有更大的蓝图。地球变化太快，一句话造成对立、抗争、毁灭，但在这之中觉醒的机会就来了。

重点是这里、现在，其他都是念头，而且每个人都可以做到。

问：我们大多数人确实是一直在努力追求存折的数字、名望、权力，再高层一点，就追求理想。然而，你说人本来就是圆满，又说我们都为着过去的记忆，往未来投射，而忘记了现在。你的意思是让大家都停留在原地吗？这样就会放下吗？圆满又是什么样的境界？ ①

答：是的，这确实说中了人类的追求。然而，这些种种的追求带给我们什么？到最后带来的就是不愉快、不快乐和痛苦。

这种无止尽的追求，其实是我们一生被洗脑的结果，甚至不只是这一生，而是从人类有文明以来就是如此。追求，可以说是真正的文

---

① 兰萱女士 .2016–06–16.中广流行网《兰萱时间》.

明病。

一连串的追求，结果就是不快乐。民族不快乐、社会不快乐、家庭不快乐，我们怎么可能快乐？这是相当严重的问题。其实就是集体的制约。

古人很了不起，用业力 *karma* 这个词来表达因果的制约。大制约里带着小制约，里头又有小小的制约。如此环环相扣，我们就在制约之中走不出来。我们根本想不到，要从这些制约中跳出来，其实比一口呼吸还简单。

我们都有一条命，远远大于外在人生所带来的一切，在等着我们回归。等着我们重新发现，等着我们把这个生命用出来。

懂了，与这个更大的生命合并，一个人也就醒觉过来。

回头看这些追求，其实什么都没有发生，什么都没有得到，甚至也没有找到。可是这个人脱胎换骨了，人生的规划完全不一样了。他想做什么就做什么。这才是真正的自由。

人生第一次自由起来。

我们现在都以为自己是自由的，其实一点都不自由。我们从来没有做过主人，一直跟着念头跑。一个人第一次醒觉过来，从制约里跳出来，想做什么就做什么，每一个"动"都是从内心爆发出来。全部的生命通过我们的心延伸出来。

就好像通过我们，生命的内在希望流到每一个角落。

我们于是成为人间的恩典，成为人间最大的祝福。

就是这样子，我们通过每一个"动"，带给这个世界"在"，带给世界"不动"的宁静。

就是这么简单，每一个人都可以做到。最不可思议的是，它和时间的架构没有关系。"这里！现在！"就可以做到。

假如全部的生命还需要时间，还需要等到未来，那就不是永恒的。因为现在没有，要以后才有，这本身就不是永恒的存在了。

问： 我们每个人都有不断的念头，用这个念头告诉自己、告诉世界一切，就连卖一包米都要讲故事。讲着讲着，我们都认为这些故事是真的，更走不出来。然而，你想告诉我们的是，就连念头都还只是人生的前景，我们还有一个更广大的、不动、圆满的生命在背景里，是吗？[①]

答： 在所有生物中，人类是唯一一个会在肉体的存在之上再加一个体出来的。这个体由念头虚构而成，但我们对这个念头体的反应就好像它是真的一样。

举例来说，要做某件事，我们会紧张，明明眼前并没有狮子老虎，那件事也还没有来，可是我们已经开始紧张了。所紧张的是什么？是我们内心里念头所造出来的，这些念头也许在说着委屈、说着恐惧，都是在念相世界里的故事。然而，我们的心脏和肺分不出虚实。整个身体的自律神经系统会认为眼前有真实的威胁，所以心跳要加快，每一个部位要紧绷。

我们每一个人都活在这种境界。

然而，这一切都是虚的念头，通过情绪，把念头的指令和身体细胞的反应更实时的联结起来。这就是我在书里谈到的"萎缩"。

我们的生命本来是圆满，为什么会带来萎缩？就是因为现代生活的步调比较快，而我们通过念头扩大情绪，每一个人都是萎缩，都活在恐惧中。

这其实没有什么不对，只是我们的人生缺少了一部分，缺少了

[①] 兰萱女士 .2016–06–16. 中广流行网《兰萱时间》.

"在"。

时空是人虚构出来的幻觉，只是真实中很小的一部分。时空之外还有更大的层面，通过"在"，通过"觉"才能够体会，而不是通过思考去揣摩的。

所以，怎么随时把"在"活出来，通过每一个动作把"在"带出来才是重点。"动"和"在"一点都没有矛盾。"动"中带着"在"，那是不得了的"动"，你的生活自然会变得比较顺。

问："我"跟"你"本来就不一样。如果不强调"我"，那么"我"又是什么？我又是谁？我们很难避免去描述它，去设立一些条件来满足理想或想象中的"我"，才代表自己真的存在，否则"我"就什么都不是了。然而，你强调的似乎是——不要去想"我"？ ①

答："我"是谁？其实通过描述、通过设立条件去追求，永远不会知道自己是谁。

这都是通过语言和念头去追求，而语言和念头又离不开一个相对的境界，总是在比较中成立。而"我"只要能被描述出来，它本身就沦为一个客体，不再是主体。任何描述，也无法代表"我"真实的生命。这些描述和条件也都是无常，是落在制约中的。

以种种条件来描述"我"，对一个想要了解生命真相的人来说是一个大误导，可以说是我们每个人一生一直在遭受的洗脑。

我们所有的认知，不止物质的追求，包括更高一点的哲学的追求、灵性的追求，都还是很浅、很局限、很限制的，既不是全面的追求，所得到的答案也很有限。

---

① 兰萱女士 .2016–06–16. 中广流行网《兰萱时间》.

走到最后，你会发现，原来好多东西是我不知道的，我也不可能知道，知道也没有用。知识愈多，烦恼愈多。

这一点和我们所认定的刚好相反。

很多人追求知识和信息，认为自己知道很多而自豪。然而，无论知道再多，所知的一切，在这个宇宙也只有一点很小的代表性，和整体不成比例，永远不可能完全知道。

知识跟慧能不同，智慧从内心出来，而不是通过人间的种种学问去描述，甚至走到最后，什么都不用知道。

一个人什么都不用知道，活在不知道、活在不确定，一个人才真正的活了起来。没有规划，反而生命会来帮他规划。这是和生命真正的连结，真正的接轨。

问：臣服了当下的不如意，是不是不用再努力了？会不会社会不进步了？[①]

答：假如可以接受这个瞬间，也就把它包容起来，也就臣服了，已经在一个宁静之中，不需要追着每一件事的后面跑。

这不是教大家被动，而是投入这个瞬间，同时站在这个宁静中看这个瞬间。

只要这么做，痛苦、窝囊自然会消失。

臣服、接受、容纳一切，其实不是什么都不做，而是一个最自由的选择。

面对当下所带来的一切，不抵抗，不光是因为抵抗没有用，甚至还会造出更多烦恼和更不顺。

---

① 张慧心女士 .2016–06–08. 教育广播《教育行动家》.

我们通过每个瞬间所看到的，只是全部生命的一小丁点，它背后的一切，我们什么都不知道。你去抵抗一个表面，其实是没有什么代表性的。

很多人希望自己的孩子是天才，这当然很好，每一个人都是天才。然而，真正的天才是跳出时空，不受时空的限制。我们看看史上的天才，也许是艺术家，也许是画家，他不是不动，甚至是很剧烈地动，活在当下的动。从而可以完成一般人认为不可思议的事。

我现在想带大家进入这种不同的"做"，不同的"动"。

我们一般人做事，其实很少是从内心的宁静出发，而将事情做好。内心的宁静就是智慧，而我们都在知识的范围努力。然而，知识却是通过念头的对立、归纳、比较而组合出来，它本身是虚构的。

我常跟朋友分享，一个人如果用智慧、宁静看待一切，做事情不光是更好、更深入、更完整、更妥当。而且随时通过动，把内心发出来的光明带到世界。

世间的大突破，都是靠内心流出来的智慧才可能。落在一个系统中，在局限的范围里，跳不出来的话，不会有大突破，最多是小小的突破，几年就没有了。

华人的历史中，唐朝的文化是最发达的，那时候内心的理解最高。每一个国家在发展的过程中，只要整合内在与外在，而不是偏重于某一方面，发展是最好的。

对一切接受，并不会让一个人死气沉沉而什么都不再追求。首先，一个人对瞬间所带来的一切都可以接受，痛，也就痛到底。好，也就是一个瞬间。面对这个瞬间之后，该怎么做，会很清楚。不会冲动，不会反弹。

一般情况下，面对坏事情，例如与家人冲突或分手，我们的第一反应自然是反弹，把自己当作受害者，会责备别人，不会怪自己的。我相信很多父母和老师已经遇到过这样的问题，年轻人很多情绪的问题，遇到事情，放不过别人，也放不过自己。甚至自己也落在一样的情境中。

最重要的是，先将自己找回来，把自己的生命价值找回来。通过瞬间找回一切，在宁静中去做全面的处理。这个处理，绝对是最好的，比在反弹的状态下处理好多了。

这样的想法和人生态度，不需要时间，这是最不可思议的。这并不靠追求、修练、得到而领悟的。随时回到当下，就已经活在这些观念当中。

所以，我很希望大家可以试试看。不要去追求，也没有什么好追求，它不是通过"动"可以得来，而是通过"在"可以做到。把"动"放开，把不断的念头放开，自然内心的宁静会浮现，像一束光亮出来。就这么简单。

我们可以自己观察，是不是能够这样走出一条路。

如果我们希望下一代能够活出自己的潜能，能够从人生中得到满足感，一样的，是回到瞬间，而不是通过未来的投射或规划可以找到。

问：我的经验也告诉我，活在当下效率确实是最高的，因为完全不用担心过去和未来，只要在现在好好的活着。是不是要活在觉醒的状态才是对的呢？如果无法活在当下，该怎么办？①

答：醒觉，是我们这一生最大的目的，没有其他的目的比醒觉更重要。因为我们本来就是醒觉的，只是忘记而把它盖住了。我们在人间流浪，还一生又一生再来，有找不完的痛苦和烦恼。人类的历史是一连串

---

① 张慧心女士 .2016–06–08. 教育广播《教育行动家》.

的悲哀，史上的女巫狩猎就是一个例子，许多女士只是因为能和动植物沟通、与自然结合，就被认为是女巫而遭到杀害。这类不公不义的事太多了，全都是念头造出来的，这是我觉得最不可思议的。

醒觉是什么呢？也就是念头与"觉"分开了。我们每个人都有"觉"，在看、听种种感官知觉的背后，都还有一个"觉"，而"觉"可以看着念头。

对我们现代人来说，念头已经成了主人，我们每个人都在接受念头的指挥。

通过"觉"一个人回到当下，自然会发现——我要用念头的时候，就把念头找回来，当作一种工具，不需要的时候，就把念头摆到旁边。

一切都好得很。

很多人会担心，没有念头，可能这世界就消失了。没错，这世界会消失，但消失的是小我所组合的世界。

醒觉，其实不是靠"做"，而是轻轻松松理解这一切，把瞬间包容起来。对于接连而来的瞬间，好像有一圈"空"和宁静把它包围起来，给自己一点空当。

怎么把这个空当、宁静找回来？答案再简单不过了，就是接受这个瞬间。就那么简单，接受念头、接受心情、接受一切、容纳一切。就好像把自己当成一个好大的桶子，怎么堆都堆不满的，都可以容纳，都让一切存在。

这一来，自然会接纳，自然会臣服，对样样都会感恩。

感恩，其实就是接受。无论感恩、接受还是臣服，重点都是当下。一个人活在"这里！现在！"他自然会感恩，自然不会生起攻击的念头，自然能够容纳别人。即使不小心伤了别人，也能马上收回来，自然生起忏悔、道歉，自然去补救。

所以说，对自己不要看得这么认真。我们往往认为自己样样都是对的，我也设计了一些有趣的反省功课，提醒自己——现在这么激动的事、这么绝对的想法，是真的吗？一定是对的吗？

只要轻轻地反问一下，自然会把脑袋里转个不停的念头踩个刹车，你就自然回到当下。而且，还会觉得有趣，觉得自己太认真了，不放过自己，也放不过别人。会发现自己其实是通过一个大妄想在看世界，还看得那么认真。

其实，也只是每个人的角度不同而已，我用某一个角度，在强调某一个重点，这个角度能否站得住脚，都还是问题。为什么不让别人有自己的角度，扮演他的角色，让他可以发挥？每个人都有自己的角色可以发挥，天下就平安了。

没有什么事情或观点是绝对真实的，脑用局限和相对去解读出来的观点，怎么可能是绝对的？一路这样走下去，很多烦恼自然就消失了，甚至连生都不会生起来。

问： 人如果无思无想了，还可以运作吗？①

答： 当然可以运作，而且还可以运作得更好。当你需要"想"的时候，"想"会来。然而，不是用"想"来活，也不是"我"来活这个生命。

我们日常生活中一定有过这种经验，完全投入"心"，在最安静、最没有念头的时候，真正的突破就发生了。画家不可能在画画的时候，一直反复动脑问自己"下一笔要画什么"，勒布朗·詹姆斯（LeBron Raymone James）在球场上也不可能一直在思考"下一次要传给谁"，

---

① 张燕如女士 .2016-09-28. 正声广播《早安大家长》.

他就是把球交出去了。也许事后会检讨，但在现场不可能有这个念头的。没有念头，一切还是可以运作，而且运作得相当完美，是最有效率也最不费力的运作。

这一点，我希望大家可以自己去实验、去体会，把心胸打开，把自己当作科学家，亲自去观察、验证这里说的话有没有道理。

就是这么简单，好好地去理解自己、接受自己，接受这个瞬间带来的所有变化和考验。观察看看——这么接受，生命是不是运作得比较顺畅？日子是不是比较好过？也许你会发现，很多原本解不开的难题，也许是工作、也许是关系，突然之间有答案了。

所以，《全部的你》谈的不是"不做"。刚好相反，是最有效率的"做"。

做什么、追求什么，也不那么重要了。是掌握每个瞬间的"心"，也就是一个人最高的意识状态，会突然发现是生命来活我们，而不是我们如临大敌地去活生命。这是一种很有意思的体会，好像颠倒过来了。没有"我"想得到、追求什么，反而生命来活我。我成了一个管道或门户，是生命的智慧想通过我流入这个世界，照亮这个人间，把光明带给身边的人和事物，带给大自然。

问：社会案件频传，做父母的不免担心，怎么办？[①]

答：担心是没有用的，然后呢？就算过马路也可能发生危险。

你要相信：宇宙自有安排。你看我用名片，从这边的桌子切一条线过去，切出很窄的范围，我们对宇宙的认知就是这么狭窄，了解的只是

---

① 林贞岑，陈秋华.内在宁静，外在一定会平安 [J]，康健杂志，2016（212）.（采访：李瑟、黄惠如、张晓卉、林贞岑、罗仪修、陈秋华）

354　全部的你

那么一点点，就像昏暗的迪斯科舞厅，聚光灯从某处探照下来，你以为舞厅就这么大，其实你看到的只是一个角落罢了。

就像一般人以为平安是可以找来的，通常会通过种种练习或追求，希望最终能达到平安。但是，站在外在世界绝对找不到平安，平安是内心宁静的结果。

内心的宁静，也只是完全包容瞬间，接受瞬间带来的种种变化，不再对它们有任何抵抗或对立，宁静是通过臣服、容纳、接受、放下而自然呈现的，我们的本性随时都宁静，只要把"我"挪开，生命自然就宁静。

内心宁静，外在一定会平安；反过来，一个人外在不平安，内心不可能宁静，更不可能随时找到生命的空当，更不用说活在瞬间。

一个人只要平安，生命就已经脱胎换骨，命运也转变了。

之前所面对的种种不顺，通过内心的宁静加上外在的平安，自然会发现，生命的顺与不顺都是念头，活在每一个瞬间，面对它，外在的生命也就顺了。

瞬间与瞬间当中，只剩下平安。

问：我们每个人都很难面对死亡与失落，你反而认为死亡和失落带来意识转变的机会，能不能请你说明一下。[①]

答：我们每个人都认为自己活在世上，是一个渺小的我，面对大大的宇宙。都觉得自己受到委屈，充满无力感。看到别人拥有财富、拥有名声，我们都会羡慕。

我常对这些朋友说一些话，不是安慰，而是实话。

---

① 胡忠信先生 .2016-06-11. 中广新闻网《新闻大解读》.

不用羡慕这些有身份、有财富的朋友。人间是无常，而不明白人间是无常的人，他全力投入财富、名望和权力的追求，看不到更大的一个整体，所以也没有什么想要解脱的动机。

反而，遇到了亲人死亡、孩子受伤、自己身体残缺等大的失落，这才是人生最大的机会。因为这些事件会从念相虚构出来的世界打开一个缺口，让你体会到一切都是无常的。

正因如此，无常所带来的种种形相好坏，这一切都是要放开的。只是没有亲自体验到，是不可能放手的。

所以，失落或死亡真的是给我们一个大机会。

问：但，遇到生离死别，会心痛……①

答：任何的生离死别、无常、失去，男女朋友分手、亲人离别，其实都是机会。

通过这些危机，可以发现人生的空当，发现其实生命和我很接近、很相关，反而有时太忙、太顺就忘记了，就像古人所云"住在天堂不可能成佛"。

人生本来就是天堂，不需要解脱。你会觉得这些跟我不相关，你认为人生是痛苦的，是的，人生本来就是痛苦的。

生离死别令人伤心，是因为我们把人的关系看成人生的一切。从小范围来看，会觉得不公平；但从更大的范围来看，无常本来就存在，而且是来刺激我们、让我们理解生命的本质。

任何人的关系都是形相，是有限的。最坚固的建筑物都会崩坏，人

---

① 林贞岑、陈秋华.内在宁静，外在一定会平安 [J].康健杂志，2016（212）.（采访：李瑟、黄惠如、张晓卉、林贞岑、罗仪修、陈秋华）

的感情如夫妻、父母、子女之间，不也一样？小孩长大了跟我们分开，那时候好痛心，种种失去带来了悲伤。但小孩小时候好可爱，也带给我们很多欢乐。

同一个人带来喜悦，也可以发展成悲伤，这是每个人随时在体验的，连一个念头都有生有死，我大胆讲，人间没有任何一件事带来的结果是最后让人完全满足的，有了就要更多，永远不会满足。

生命的意义是从人最深的内在发出来的。要从更深的层面着手，才可以把生命的真正答案找回来。

问： 在人生顺遂的时候，当然很容易接受。可是当我们遭逢变故，也许是亲人离世或各式各样的不顺时，要接受，是很困难的。真的还能接受吗？①

答： 没错，在人生不顺的时候，接受是更为困难的。然而，正因如此，这时候更需要这堂功课。样样都顺的时候，不需要做这种功课，本来就很轻松嘛。但是人间不是这样的，从早到晚都是考验、都是烦恼，这时候，更需要做这堂功课。

我常遇到有人问我"杨博士，可不可以教我静坐"，或"你看看我的功夫有进步了，可以坐三四小时不动"。这时，我总是劝他们："人间是最好磨炼的道场，倘若一天从早到晚都能掌握自己的'心'，那就是最好的静坐。"

那就是最好的磨炼，随时都清醒，也随时都放松，都在看着这世界是不是把自己带走。为什么我一再的提醒，要接受困难的现状？即使你不接受，它还是在发生嘛。它发不发生，跟你接不接受已经不相关了。

---

① 张燕如女士.2016-09-28.正声广播《早安大家长》.

最多是片刻的抵抗。

因为我们不理解生命的全部，没有充分的领悟，认为眼前这一个小小的不顺的瞬间是全部，根本不相信宇宙或全部的生命自有安排，内心还有质疑。

所以，真正重要的是知道这个宇宙不可能犯错。

我是宇宙的一小部分，是全部生命的一小部分。全部的生命和宇宙与我也是不可分的。通过这个瞬间，完全接受眼前的一切。该做什么，生命自然会告诉我下一步要怎么做。

这一来，生命突然变得好简单。从早到晚，你看我们要踏多少步、做多少决定，突然简化到现在这一步。也只剩下一个决定——这一步要怎么走？掌握了这一步，自然会发现，假如还有个结果好谈的话，这个结果完全是靠你"这里！现在！"的这一步。

这一关，一般人很难跨得过去。

问：你提到活在当下，然而古人教我们未雨绸缪，要一直为下一步打算，不是吗？[1]

答：活在当下，其实一点都没有冲突。我们谈"一直为下一步打算"，其实是落在时间的观念里。然而，从物理的定义来谈，我要强调的是，也只有当下这个瞬间，我们才有改变的机会。下一步的规划还没有发生，只是我们内心对过去的忧虑投射出去，还只是个念头。你要真正改变，也只能通过当下这个瞬间，唯有此时此刻，才可能着手做一个变更。

你再怎么抱怨生命，没有用的。只有通过"这里！现在！"才能

---

[1] 张燕如女士 .2016-09-28. 正声广播《早安大家长》.

变动。

这一点，没有人可以否定。

在这个瞬间，我将自己完全投入，完全接受、完全容纳。我和生命完全接轨。试试看，生命会突然好像伸出一只手来带我们转变，或带来一个新的灵感。

一路这样走下去，就是修行。

所有的圣人其实都在传达这个道理。耶稣说天国不在外面，在心中。巴巴大师也说，把瞬间当作永恒来对待，这就是修行。你完全投入这个瞬间，为这一步踏进去，没有对下一步的顾虑。突然之间，这个瞬间就扩大了，时间也慢下来了，变成永恒。

老子也是这么说，真正的道，是无为。也就是说，一个人没有念头，就是在当下的境界，跟着生命走，而且是生命带着你走。这是最高的效率。无论一个人做的是什么，也许是经营管理、也许是技术工程、也许还在求学，唯有兴趣带着人投入，才会有真正的成果。

努力，不是抓着一个念头不放。反而是轻松的投入，意识到更大的范围，才有更好的绩效或成绩。

这是很务实的策略。很多人觉得全部的生命跟自己没什么关系，其实刚好相反，从这个角度来看，关系是最密切的。

你把生命的意义找回来，自然发现很多事没有绝对的重要性，样样都是相对，都是从比较得出来的。真的没有必要那么严肃、那么认真，到了把这些事化成自己的地步。

问：你平常应该相当忙碌，要怎么在百忙之中投入眼前这个瞬间？①

---

① 张燕如女士.2016-09-28.正声广播《早安大家长》.

答：这就要靠自己不断的提醒，我在接下来的《神圣的你》借用了武士的形相表达——投入眼前这个瞬间，是每个瞬间要重复再重复的决定。

我们每个人其实都活在一种无意识的昏迷。我知道这种说法，很多人听了会不舒服，心里都会嘀咕"我这不就在听你说话，怎么说我昏迷呢？"我这里所说的昏迷，指的是我们的意识都在一个分别、局限的小范围里运作，自己却不知道。所以，我们大家要跳出来，从这个有限的小范围跳出来。

你第一次真正跳出来，醒过来，不是靠你的努力，不是靠你打坐多少时间，它是靠着种种条件成熟。宇宙不会放过这个机会，甚至会通过一缕微风，把你吹醒。也就是说，醒觉，并不是一件要"你"费力的事。

也许你在喝咖啡、散步，突然之间发现原来人间是个大妄想。

这个发现，不是在心里自己对自己讲，不是一句空话而已。而是一个新鲜的领悟，你每一个细胞，身体每一个部位都充分理解这个观念。这时一个人就突然醒过来了。

第一次醒过来，是靠恩典。是通过生命的际遇，从内把我们敲醒。

接下来，一个人要随时看清——原来瞬间随时可以把自己带走。就像前面提到的，一个人可能觉得自己小有成就，很忙碌，随时就失去了这个觉察，而把自己化为一个角色、一个身份，又重新回到这个人间。

然而，知道了，想起来了，又回来了。

这也没什么。

我认识很多人，曾经有过领悟，过了几十年，没有把生命的内和外做一个贯通，没有充分的整合。于是，他会觉得自己退步了。然而，说退步，也退不到哪里。最多是一个念头"哦！"知道自己又落回人间，一知道就回来了。

回到哪里？其实也没有哪里好回的。也就是知道而已。

就这样，一个人一天下来，随时可以不费力地在做事。可以完成很多事，也可以什么都不用做。做不做，都不相关了。最重要的是轻轻松松的，做任何事，都是神圣的"做"。

我下一本书《神圣的你》正是要表达我们每个人都有这个神圣的部分，而且不需要费力。举一个例子来说，麦克·乔丹（Michael Jordan）在场上最关键的时候，他其实是最轻松的，完全投入，而不是特别用劲费神。假如他是靠费力去打球，他达不到后来的成就。

所以，不费力、活在当下、完全投入，听起来很矛盾，其实一点矛盾都没有，而是符合生命真正的科学。我们可以通过量子物理的发现，体会其中的道理。

这些都是古人用生命亲自验证过的智慧，完全是现代人最需要的答案。活出这些智慧，地球自然和谐，人自然爱护生命、爱护环境。这些都不是刻意的去做、去追求，而是通过此时此刻活出全部生命自然的结果。

问：你在书里提到用"我选择"的心态面对每一个瞬间，可以多说一点吗？[1]

答：这一堂功课很重要。假如我们有自由意志，让我自由地选择，我可能还是选择这个瞬间，选择"这里！现在！"当下所带来的一切。包括好事、包括悲哀、包括种种的危机，一个人通过"我选择"对自己做一个最深的肯定——让我选，我还是只会选择这个瞬间。

---

[1] 季洁女士 .2016-06-15. 教育广播《麻辣学堂》.

这种肯定的力量，是不得了的。肯定全部生命所带来的安排，把瞬间带来的看似不顺的事，当作一个学习的机会也好、当作一个对我们磨炼的机会也好，它本身就有存在的价值，只是在我们局限的理解中还看不到全部。

　　完全信赖生命，把自己交出来。让我自己选择，我还是只会这样选择。

　　这一来，还有什么好抱怨，好谈的呢？

　　这一来，生命就不再是敌人，而是我们的朋友。

　　我们接受一切，有趣的是，瞬间的不顺也就开始顺起来了，带着我们度过。

　　把瞬间当成敌人是没用的，它只是生命中的一小部分，一个点。我们抵抗它，不了解全部的生命不只是那个小点，还没看清楚生命的整体。抵抗它，也抵挡不了生命的全部，不如去接受包容，自然会带来空的宁静。这可说是西方解释的"存在"或佛教谈的"定"。由宁静观察这瞬间，体会到"觉"，不再被瞬间带走，自然会发现，生命原来是这么一回事。

后　记

正因为全部生命的道理很简单，简单到不可思议，我们自然会生出很多问题。然而，也就是如此而已。

最直接的方法还是一个人亲自去体验。这些话，不是因为是我说的，也不是你必须相信。它只是符合人类从古至今流传下来的智慧。自己去做实验，试试看有没有道理，最多也只是如此。

我一点都不希望《全部的你》被盲目的接受或排斥，以为"这是某某人说的，一定很科学"，或任意地安上一个"不科学"的标签而拒绝。我很恳切地希望每位朋友客观地了解、客观地去观察，不要管别人怎么说。毕竟每个人生活所面临的考验不同，总要亲自去解，才能得到自己的答案。别人的解答是没有帮助的。

接受《全部的你》，要把自己的心胸打开。很有意思的是，在我知道的人之中，反而是愈需要这一套观念的，反弹愈大。他会说"不可能这么简单"，或说"我懂，但是……"，然后就是一连串的但是和质疑。实在太可惜了。

当然，这是急不来的。既然是宇宙来敲醒你，早一点或晚一点，多吃一点苦或少受一点罪，都还是在时空局限之下的思考，站在全部生命或宇宙的角度来看——急什么？慢不了，也急不来。

你我早已经圆满。